轻与重
FESTINA LENTE

姜丹丹 何乏笔（Fabian Heubel） 主编

什么是催眠

[法] 弗朗索瓦·鲁斯唐 著　赵济鸿 孙越 译

François Roustang
Qu'est-ce que l'hypnose

华东师范大学出版社

华东师范大学出版社六点分社　策划

主 编 的 话

1

时下距京师同文馆设立推动西学东渐之兴起已有一百五十载。百余年来，尤其是近三十年，西学移译林林总总，汗牛充栋，累积了一代又一代中国学人从西方寻找出路的理想，以至当下中国人提出问题、关注问题、思考问题的进路和理路深受各种各样的西学所规定，而由此引发的新问题也往往被归咎于西方的影响。处在21世纪中西文化交流的新情境里，如何在译介西学时作出新的选择，又如何以新的思想姿态回应，成为我们必须重新思考的一个严峻问题。

2

　　自晚清以来，中国一代又一代知识分子一直面临着现代性的冲击所带来的种种尖锐的提问：传统是否构成现代化进程的障碍？在中西古今的碰撞与磨合中，重构中华文化的身份与主体性如何得以实现？"五四"新文化运动带来的"中西、古今"的对立倾向能否彻底扭转？在历经沧桑之后，当下的中国经济崛起，如何重新激发中华文化生生不息的活力？在对现代性的批判与反思中，当代西方文明形态的理想模式一再经历祛魅，西方对中国的意义已然发生结构性的改变。但问题是：以何种态度应答这一改变？

　　中华文化的复兴，召唤对新时代所提出的精神挑战的深刻自觉，与此同时，也需要在更广阔、更细致的层面上展开文化的互动，在更深入、更充盈的跨文化思考中重建经典，既包括对古典的历史文化资源的梳理与考察，也包含对已成为古典的"现代经典"的体认与奠定。

面对种种历史危机与社会转型，欧洲学人选择一次又一次地重新解读欧洲的经典，既谦卑地尊重历史文化的真理内涵，又有抱负地重新连结文明的精神巨链，从当代问题出发，进行批判性重建。这种重新出发和叩问的勇气，值得借鉴。

3

一只螃蟹，一只蝴蝶，铸型了古罗马皇帝奥古斯都的一枚金币图案，象征一个明君应具备的双重品质，演绎了奥古斯都的座右铭："FESTINA LENTE"（慢慢地，快进）。我们化用为"轻与重"文丛的图标，旨在传递这种悠远的隐喻：轻与重，或曰：快与慢。

轻，则快，隐喻思想灵动自由；重，则慢，象征诗意栖息大地。蝴蝶之轻灵，宛如对思想芬芳的追逐，朝圣"空气的神灵"；螃蟹之沉稳，恰似对文化土壤的立足，依托"土地的重量"。

在文艺复兴时期的人文主义那里，这种悖论演绎出一种智慧：审慎的精神与平衡的探求。思想的表达和传播，快者，易乱；慢者，易坠。故既要审慎，又求平衡。在此，可这样领会：该快时当快，坚守一种持续不断的开拓与创造；该慢时宜慢，保有一份不可或缺的耐心沉潜与深耕。用不逃避重负的态度面向传统耕耘与劳作，期待思想的轻盈转化与超越。

4

"轻与重"文丛，特别注重选择在欧洲（德法尤甚）与主流思想形态相平行的一种称作 essai（随笔）的文本。Essai 的词源有"平衡"（exagium）的涵义，也与考量、检验（examen）的精细联结在一起，且隐含"尝试"的意味。

这种文本孕育出的思想表达形态，承袭了从蒙田、帕斯卡尔到卢梭、尼采的传统，在 20 世纪，经过从本雅明到阿多诺，从柏格森到萨特、罗兰·巴特、福柯等诸位思想大师的传承，发展为一种富有活力的知性实践，形成一种求索和传达真理的风格。Essai，远不只是一种书写的风格，也成为一种思考与存在的方式。既体现思索个体的主体性与节奏，又承载历史文化的积淀与转化，融思辨与感触、考证与诠释为一炉。

选择这样的文本，意在不渲染一种思潮、不言说一套学说或理论，而是传达西方学人如何在错综复杂的问题场域提问和解析，进而透彻理解西方学人对自身历史文化的自觉，对自身文明既自信又质疑、既肯定又批判的根本所在，而这恰恰是汉语学界还需要深思的。

提供这样的思想文化资源，旨在分享西方学者深入认知与解读欧洲经典的各种方式与问题意识，引领中国读者进一步思索传统与现代、古典文化与当代处境的复杂关系，进而为汉语学界重返中国经典研究、回应西方的经典重建做好更坚实的准备，为文化之间的平等对话创造可能性的条件。

是为序。

姜丹丹（Dandan Jiang）

何乏笔（Fabian Heubel）

2012 年 7 月

目　录

催眠的方法与生活的艺术

——《什么是催眠》中文版导言

　　弗朗索瓦·鲁斯唐(François Roustang,1923—2016)在去世时被法国媒体称颂为不仅仅是 20 世纪法国革新催眠治疗的理论家,而且也堪称是一位哲学家。他重新探讨的催眠(hypnose)的实践与方法,与其说是一种治疗的方法,不如说是一种修行的习练,不仅仅是自身的修行("自我催眠"),也可以是一种可共享的体验,通过对于治疗师参与催眠过程中的状态与功能的反思与重构,他也提倡这种体验旨在引向"共同的转化"。鲁斯唐也受到在学术界的朋友、瑞士汉学家毕来德(Jean-François Bille-ter,1939—　)的影响,两人在催眠理论与中国古代思想尤其是与《庄子》文本的跨文化对话的方面互相借鉴。[①] 后者指出,

---

　　① 姜丹丹,"身体、想象与催眠——毕来德与庄子的思想对话",载《国际汉学》,2016 年 6 月第 2 期。

"hypnose"在汉语中的约定俗成的译法"催-眠-术"可谓错了三次,因为这个沿袭的术语既取消了当代催眠理论尤其是鲁斯唐所讨论的方法中的"催"所暗示的主动与被动、控制与被控制的关系,也不意味着"眠"的状态,即与传统催眠术中用暗示的方法引入进入深沉的睡眠①属于完全不同的范畴,是以一种吊诡的介于眠与醒之间的状态探索"一种意识发生改变"的状态可能性,甚至也不是技术性、策略性的"术",而是一种习练的践行。而经过鲁斯唐彻底革新的催眠方法吸收现象学还原法,也被称作"催眠的现象学",在跨文化对话的层面上又与中国古典思想尤其是道家思想的资源发生一种深层的沟通,那么,这种经过更新的方法究竟有怎样的指向与内涵?

鲁斯唐的催眠理论首先是从反思、解构自弗洛依德的心理学到精神分析的运动中"诠释"、"解析"的方法的诸种弊端重新出

---

① 催眠术在 18 世纪中叶由奥地利的佛朗兹·麦斯迈(Franz Anton Mesmer,1734—1815)理论化和系统化,但他采用的注意是"磁流"的催眠疗法,提出"动物磁性"是将生命体与宇宙相通的共同属性。这种理论与实践在当时欧洲兴起的理性与科学的思潮里最终遭到驱逐。后来,1843 年,英国医生布雷顿(James Braid,1795—1860)将这类疗法统一命名为 Hypnotism,他借鉴的是希腊神话中的"睡神"(Hypnosis)的名字,相传 Hypnos 住在冥界,左手持罂粟花蕾,右手持一支装满液体的牛角,可以用魔法让人人眠。这个术语的词源选择,已经显示在 19 世纪中叶取向意识,理智主义的潮流中对于催眠疗法的一种偏见。20 世纪初,这种在心理治疗领域亦得到运用的疗法,尤其遭到弗洛依德的批判。1903 年,第一次被译作汉语"催眠术"。在二战之后,因这种疗法的实际治疗功效而重新受到重视。而在美国,催眠疗法经由"现代催眠之父"米尔顿·艾瑞克森(Milton Hyland Erickson,1901—1980)在合作派临床实践中的更新而成为广泛引用的医学治疗方法。

发。或者说,如果要重新肯定催眠的治疗功效,这是一条必经之路,因为正是20世纪初心理学的兴起摒弃了催眠的方法,并逐渐将之彻底打入迷信、魔法、不科学的窠臼。鲁斯唐在写自1991年的《什么是影响》①一书里,开头就重新倡导在心理分析的领域中所忽略和否定的三个互相关联的概念:影响、移情与催眠。因此,他所重新正名与革新的催眠理论,与心理分析置于迥然相异的理论范式。他称赞弗洛伊德的无意识理论,但反思自弗洛伊德开创的诠释、解析的方法中包含的有限性,我们可以归结这些有限性为指向涉及自我、意识、镜像的范式,引向机器、确定性、意识的光照、镜像的再现,即分析师需要引导人把无意识化为意识,试图以意识取代无意识。弗洛依德明确地支持,"通过将无意识转变性意识的诠释工作,自我以减弱无意识为代价强大起来",②通过诠释、解析所涉及的确定、可见的方式,试图引导病人产生"意识化"的觉悟。这种方法的解剖刀指向无意识,要揭示其中隐秘的欲望,并试图摆脱无意识的作用。与此相反,鲁斯唐重构的催眠理论则不试图消除无意识、不确定性、非理性、动物性,而相反肯定通过最大程度的介于自我与非自我之间的不确定性的体验,去了解和经历"陌生感",即外界与自身内部的"相异性",也在混杂、融合不同层面的催眠状态里面向负面的情绪因素(烦躁、苦恼、痛

---

① 弗朗索瓦·鲁斯唐,《什么是影响——一位法国催眠师的疗愈论》,陈卉译,上海:华东师范大学出版社,2016年,收录于姜丹丹、何乏笔主编"轻与重"文丛。

② 《弗洛伊德德文版全集》,前言,11,第472页。弗朗索瓦·鲁斯唐,《什么是影响》,第26页。

苦、焦虑等),"生命才是被真正体验的,与自身没有距离"。在这种引向生命体、关系、相互性、对话沟通、创造性想象力的视野里,他认为解析的方法试图建构对于过去的"回忆"强化出的叙事、虚构,而把心理现象解读、转化为机制、规律,试图建立一种心理的科学,这就必然会排除所有不能纳入理智、意识主体的因素。而鲁斯唐却认为,这种理论倾向仅仅限于在"既定的生命基础上运动",只会回归以重复为规则、为稳固的表象的生活模式,而不可能创造出生命的独特性。鲁斯唐也肯定拉康的理论颠覆性的意义,"将次语言的关系的所有特征注入语言",但他指出这造成了"概念的怪胎",即"与所指脱离关系的能指"。① 正因此,在反思心理分析的方法的历史性弊端的基础上,鲁斯唐所倡导的催眠理论尤其强调比如对于生命体(人作为有生命力的综合的生物,或者称作"动物人")的整体关照。就是鲁斯唐在 1994 年出版的《什么是催眠》②这本书进一步运用现象学的方法指出为什么催眠理论不那么操心分析、诠释、领会的问题,"它的问题不是'为什么会这样',而是'如何贴合和改变情绪和定位',总之,意义就在事物本身之中"(参见《什么是催眠》)。

鲁斯唐重新思考人的动物性、本能、被动性的积极面向,即把人作为一个整体的平衡的意义上看待人的生命存在,在非二

① 弗朗索瓦·鲁斯唐,《什么是影响》,第 40 页。
② 弗朗索瓦·鲁斯唐,《什么是催眠》,赵济鸿、孙越译,上海:华东师范大学出版社,2017 年,收录于姜丹丹、何乏笔主编"轻与重"文丛。

元对立的层面上同时关注精神和身体、意向和语言、言说和行动、感受和表达,以恢复被症状的"隔离"所造成的循环的阻碍。这种思路的倾向汇拢法国二战后的哲学从对于笛卡尔以来的意识主体的质疑到身体哲学、身体现象学的转向。他所探索和思考的是催眠状态作为异相醒觉(veille paradoxale),完全不同于传统催眠术对应的"深度睡眠"的状态,而涉及的是一种中间性的、吊诡式的状态,正如他所重新界定的催眠其实对应清醒的睡眠状态这样一种悖论。"另一方面,它表现出一种扩大的醒觉状态(vigilance),这种状态能够考虑到生命的全部参量,这是一种全面的醒觉状态(vigilance généralisée),它包含并超越我们所熟知的平常生活中的那种受限的醒觉状态(vigilance restreinte)"(参见《什么是催眠》)。这种醒觉状态介于意识与无意识之间,关键在于可以使人恢复在习以为常、日常生活的节奏重复与习俗规范的桎梏重遭到限制与抑制的潜在的能力,"重新获得且都在自己身上唤醒构成其特点并对其起到区别作用的那个潜在力量",因此,这种实践提供生命的潜能可以有在其中保存、生发与生成的"余地"。笔者认为,这种有关催眠的思考与他的同时代人法国哲学家、哲学史家皮埃尔·阿多(Pierre Hadot,1922—2010)在重新诠释古代到现代哲学中从生活方式的视角提出的引发自身内部发生转发的"精神修炼"的方式有些相近性。[1] 阿

---

[1]　皮埃尔·阿多,《古代哲学研究》,赵灿译,华东师范大学出版社,2016 年;皮埃尔·阿多对话录,《作为生活方式的哲学》,姜丹丹译,上海译文出版社,2014 年。

多指出,哲学旨在实现改变一个人的生活方式的习练,首先是唤起人把注意力集中到当下的世界和日常生活的目光的"转化"。① 无独有偶,鲁斯唐早年也曾和阿多一样有过在神学界任职的经历,但两者后来又都自觉地脱离了天主教会的系统。与宗教界的决裂,促使他们以独立而自觉的态度深入考察在世俗意义上的生活方式的实践问题。1963 年,鲁斯唐还发表过一本讨论修行的著作《精神生活的启蒙课程》。但是,当他 1980 年代与法国理论前沿的法国杂志《批评》(Critique)合作而与弗洛依德学派拉开距离之后,他所探讨的催眠理论里所涉及的近似于修行的问题,更多地放置在身心不二分的身体哲学的视野里。

鲁斯唐反思传统的催眠方法在极端的情形里可能造成的对他者的暴力,即御用暗示的方法让人停留在近乎于出神、恍惚的催眠最后的阶段(transe),并在深度睡眠的状态加以操控。而他所重构的催眠现象学确实要引领人从这个状态中走向醒觉——总体的、全面的醒觉。这种方法召唤恢复人先天具有的一些能力比如做梦的能力,也肯定创造性的想象力在恢复潜在力量方面的治疗功效,比如他在提示的"自我催眠"的实践中,对应体验一种"虚静的时刻",洞见如在梦境,在这种"异相醒觉"的状态,通过想象力与感觉、知觉、记忆刻在我们生命中的创伤烙印相汇合,呈现"最为奥秘的内部和表现在外部的所有行为"之间的关

---

① 姜丹丹,"皮埃尔·阿多论生活方式与哲学修炼",载《社会科学战线》,2015 年 9 月。

联性。当这种催眠状态结束时,鲁斯唐认为,个人可以摆脱自我防御和抵抗新事物的阻碍状态,找回重新返归到真正的、具有感受力的存在的能力,也通过判断和选择进行适度的自我保护,即生成为同时具有高级选择能力构成的"过滤器"以及敏锐感受力的生命体,这可引向一种具有真正面向生活并释放出创造性潜能的生命存在的状态。作为"异相醒觉"的"催眠"的状态,因此是一种必要的媒介状态,可以助人从惯常的"受限的醒觉"过渡到"全面的醒觉",这也意味着生成为对于自身与事物有更敏锐的感受力的个体、亦是更有能力建立与万事万物的联系与沟通的个体。因而,这种方法从探求"理解"的诠释转向引导人通向转化与行动的范畴,打开一条通达自由主体的途径,也是与心理分析的方法相区分的关键点之一:鲁斯唐认为,心理分析的方法通过意识的光照试图阐明被压抑的部份与内在的冲突,但却无法给个体提供一条走向自由和新生的可能性道路。

鲁斯唐也反思在心理分析方法的传统中缺乏现实感、缺乏关系的弊端。他甚至深刻批评弗洛依德的观念里有唯我论的倾向,引向完美的自我-自恋式的纳西瑟斯(Narcisse)的镜像式生命的封闭性。鲁斯唐深刻反思弗洛依德诠释的霍夫曼的小说《沙人》中所制造的存在"陌生感"(unheimlich,弗洛依德用这个德语词来描述熟悉的事物突然显露出陌生疏离的面向而给人造成的阴森恐怖的诡异感)。[①] 小说主人公把女友的眼睛移给一

———————————

① 弗朗索瓦·鲁斯唐,《什么是影响》,第169—181页。

个自动的女木偶人，而给女友配置了一双人工的眼睛——望远镜。鲁斯唐揭示人由于把控的欲望、恐惧而将生命体缩减为机器的装置，实验置换中的边界，结果制造出双重诡异的"陌生感"。弗洛依德在题名"令人不安的陌生感"一文里接受了德国精神科医生詹池（Ernst Jentsch, 1867—1919）的观点，后者认为这种陌生感源自"关于无生命物与生命体过度相似的理智上的不确定性"，但弗洛依德同时又排斥詹池关于"不确定性"的提法，指出这"只可能是某种没有达到现代科学时代——或从更广泛的角度说，某种业已完成的心理发展阶段——的心理状态的残片"。① 在继续分析这种既熟悉又陌生的诡异的"陌生感"时，弗洛依德诠释出"分身"（double，或译为"复本"）的生命体验实践所对照的是对"自我的无限爱慕"，即与"原发性的自恋"心理有关。鲁斯唐则试图消解弗洛依德的这种表述里内含的矛盾。首先，他肯定原初性的自恋在一定程度上的必要性，从尊重和体认个体生命的特殊性的层面上。但是，他批判"分身"的理论的危险在于把自身的图像化为生命的镜像，而如果使镜像变成本源，就会导致忽略生命体本身的自然活力，正如在社会文化部署（装置）的压力下，生命体的自然性可能会被遗忘、忽略或者异化为机器。因此，他反思当弗洛依德的理论把心理事件理解为机制、把心理现象变成机器一般运作的装置时，就有可能把人化为自动机械装置，如无生命力的死人一样的抽象概念，而催眠方法

① 　弗朗索瓦·鲁斯唐，《什么是影响》，第175—177页。

给予一种出路,就在于引导出生命体,激发自由和焕发生命体的独特性,即有可能引向重新诞生的生命体验。关键在于,这种体验的发生不是依靠他人,不是把生命力置换、投射到外部,与治疗师之间所建立的也不是情感的依赖,而是对话、沟通的有效互动关系,需要把转化的源头放置在个体的内部,"凭借生命自身的力量"通往新生的道路,"无法以别的价值打开"。①

鲁斯唐吸收了美国艾瑞克森(Milton Hyland Erickson,1901—1980)学派试图建立"人际互动式的催眠状态"的"合作派"催眠方法,他所重构的催眠现象学提倡在主体间性的关联之中进行治疗、通过对话性的关系而发生自身的转化,亦即在广义的"游戏"的层面,调动自身进入一种参与性、互动性、沟通性的关系情境之中。鲁斯唐反思心理分析的方法,试图从言说、姿势、语调中如同解读一个文本一样解析或者重新编码,因此,分析师与病人之间的关系是非对等的主客的关系。分析师享有解析科学的权威地位,而催眠现象学赋予另一个人主动权,不要丝毫的强加或者指令,因为强加往往没有功效,自身症状的改变或者实现转化,需要一个人作为自由的个体自行加以选择。因而,经过催眠状态的"长途绕道"的迂回,关键不在于获取理解过去行程的问题与原因,而是获取自主行动的能力,"置身于做出现今适合自己的决定的过程中",同时,这种能力的恢复与重建也

---

① 弗朗索瓦·鲁斯唐,《什么是影响》,第176页。

不等同于精神分析可能引向的个体主义,而是引导一个人重新进入"构成其根基的世界,并与一个更加广阔的整体接通"。①这也意味着建立真正具有对话性质的互动关系,治疗师的参与在他者催眠中是必要的,给出一些进入催眠状态的引导,在这种状态结束之后也引导病人加以选择和自主决定。"对治疗师而言,重要的是从处于催眠状态中,或从经历催眠后的病人的言说、动作、姿势、语调中,解读出所有必须向病人反馈的东西。反馈不是以解析或重新编码的形式,甚至也不是以解释或描述的形式进行,而是间接地[……]通过言说或动作进行,由病人从中自行选择他要的部份,按照所能做出反应"。② 在皮埃尔·阿多所讲的作为生活方式的精神修炼中,也强调从局限的个体性视角中拓展和转化到普遍性的视野,这种习练或者是从返归自身、与自身建立对话的过程逆转为自身的拓展中,或者是在与他者的对话中,实现一种根本性的转化。皮埃尔·阿多在《何谓古代哲学》开头这样明确哲学与生活方式的关联:"一个哲学的学派首先对应某一种生活方式,生活的选择,存在的抉择,整个存在的皈依,最终对应用某种方式存在和生活的渴望。理论性的哲学话语首先从这种最初的存在抉择中诞生,并引回到其中,通过其逻辑和劝导的力量,通过对对话者施加的作用,它激发导师与学生依照自己的最初选择去真正地生活,或者说,在某种程度

---

① 弗朗索瓦·鲁斯唐,《什么是影响》,第 136 页。
② 同上,第 135 页。

上,哲学话语是某种生活理想的运用"。① 同样强调引导人返归真正的生活的修行的实践性,阿多的侧重点在于一个哲学学派如何形成有这种功效的哲学话语与思想,鲁斯唐则希望通过催眠疗法从实践运用参与科学的探索,革新参与催眠治疗的双方关系的理论,治疗师往往起到的功效如同一个纯粹的述体或导体,用启发性的话语引导对方进入一种松弛的、可以使想象力运作的状态,在经历这个过程之后,从而焕发生命被隐蔽的潜能,摆脱造成"隔离"与"阻碍"的症状,而有能力在重新发现事物的"交换、衔接"的过程中成为生活世界与自己命运的主人。皮埃尔·阿多在《精神修炼与古代哲学》里专门讨论了"学习对话"对于修行的重要性:"在与他者对话以及与自身对话之间,有一种亲密的联系,这种联系有深邃的意义。只有有能力与他者建立一种真正的相遇的人,才有能力与他自身建立一种本真的相遇,反之亦然。对话,只有在面向他者与自身的在场中,才成其为真正的对话。从这个视角来看,任何的精神修炼都是对话性的,都是面向自身与他者的本真性在场的练习。"②而鲁斯唐正是批评在精神分析的治疗中并没有一种真正的相遇,也不可能建立一种互动的关系引向转化与自由。

鲁斯唐强调治疗者的参与需要放下引导者先入为主的态

---

① 皮埃尔·阿多,《何谓古代哲学》,第 18 页。

② Pierre Hadot, *Exercices spirituels et philosophie antique*, Paris: Albin Michel, 2002. 皮埃尔·阿多,《精神修炼与古代哲学》,姜丹丹译,华东师范大学出版社,"轻与重"文丛,待版。

度,而与对方一样如同初学者进入催眠的过程,把"自我"减少到"纯粹的存在"或者"存在的零度"的程度,而在"在全面的醒觉中,我们不再处于同某个人的关系中,而是处在生命的最初状态,在其中的个人身份(statut personnel)被加上了引号",提出双方需要经历"共同的转化"的过程性,共同实现转化即意味着以无我或非个人化的方式共同返归生命的原初状态,在这种状态中才有可能抵达症状兴起的源头。要实现这种改变的可能性,病人需要信任治疗师,在此,鲁斯唐把这种进入"异相醒觉"的状态的必要的信任类比为以"无为"(non-agir)的态度进行"非间断性学习(l'apprentissage ininterrompu)的必然结果"(参见《什么是催眠》)。因此,要促使的异相醒觉到全面醒觉的"共同转化"经验的发生,鲁斯唐实际上召唤了双方的祛除自我意识的"无我"的状态,这也推进艾瑞克森学派强调的对于传统催眠术的以主体的"强大力量"作为据有独裁式威力的催眠或"关注受试者的易感受性"的标准派催眠的局限的超越。鲁斯唐在《什么是影响》与《什么是催眠》这两本著作里多次援引艾瑞克森进行催眠临床治疗的实例,借鉴艾瑞克森如何在与被治疗者建立对话性关系的实践中,根据案例的独特性,创造一些属于"创造性想象"的技术,在承认与尊重每一个人承载一些症状的现实的基础上,引导人不是试图减少或者转化这些症状,而是首先去适应和生活在其中,"力图根据病人提供的可能性来确定改变的方向",但关键在于把改变的主动权赋予另一个人。比如,有一位女士长年遭受无法查明的疼痛的折磨,艾瑞克森向她说明一些特定的实践技术,包括如果要为花园除草又避免手起泡,就可以尝试从最低程度开始,每天递增劳作的时间,因此建议她每天培养神经对于这种疼痛的敏感点的适应和调节,从而运用比喻与图像引导对方找到了每天练习把"疼痛的体验转换成舒适的感受"。艾瑞克森注意在对话中倾听对方的烦忧与操心,但他丝毫不试图通过诠释与解析去消除症状,而是接通这些症状的现实,不是"竭力剥夺病人的症状现实",而是引导人面对和接受这种现实,并与之一起工作。鲁斯唐归结,艾瑞克森所推行的合作式催眠是找到一种建立对话与交流情境使得治疗师与病人一起在无意识域里发现构成后者置身其中的实际关系的网络,"重新组合凭借的是拓展和加强被隐蔽的、在与治疗师的关系中显露的潜能",朝向未来的行动去重新铸造过去,而不是力图解读过去。

在《什么是催眠》的开篇,鲁斯唐也借鉴对于婴儿行为学的一些科学分析提出,从婴儿时代,我们的生命就"不是一个静止的观察者,而是一个参与者",需要"根据其周围的所有形式和所有要素"不断修改活动程序,对于本体感受(自身感触)和外部感受(他异感触)进行区分,这正是形成个体化特征所需要经历的必要的与协调化的过程,否则无法构成有效的行为。如果没有"适应环境"就不会获取身体感,如果"不参与分享同类的意向性"也无法培养适应与协调的能力,这并不是智力和经过思考的一种领会,而是一种即时即刻的"人际协调"的学习过程。但是,当个体逐步学习了整理、分化、组织的社会化过程,"在有生命体和无生命物之间运动,以确定他们彼此之间相对的位置",却也有可能成为忠实于、服从于一些固定的、约定俗成的文化习俗的"信徒",同时也有可能成为感觉麻痹、甚至患病的异化的人,更逐渐忽略与丧失用想象力建构独特世界的能力。而被重构为"异相醒觉"的催眠可以帮助我们生命自身的"坐标体系"重新变得灵活,恢复与周遭环境的诸种要素的更精细、更敏锐的感受力以及创造性的想象力,成为主动参与,承担存在与创造新事物的行动者。这种观念也延续和推进了艾瑞克森学派的催眠实践观念,即不把催眠看作纯粹的静态,而是视作一种情境、过程或态度,"从而对一种存在于世界的方式(manière d'être au monde),出现在生命中的方法(façon de se poser dans l'existence),机能的形态(modalité de fonctionnement)投射出兴趣"(参见《什么是催眠》)。鲁斯唐也引用艾瑞克森比如实施"运作性的想象"促使一个有自杀企图的女护士重获新生。他首先把她的注意力调动到对他的语音的倾听上,而后向她长时间讲述了果园、动物园、海洋里的各种植物与动物的生命形式、生命的愉悦和奥秘,完全引领对方进入了在不同地景空间里的想象的世界进行散步和遨游,"让她能重新进入(抑或初次进入)到生命体(vivants)的世界中"。鲁斯唐指出,艾瑞克森作为治疗师体验的状态是"不再是他自己,他已成为世界的一分子,和其他一切事物一样明晰可辨,也一样分担职责","不是让某些语境凌驾于自己之上,而是真正使自己的行为和言语脱离语境(décontextualisation)",从而在这种参与的状态下调动想象可以促使人发生内在改变的能力。这可以帮助人在催眠的想象空间里从一个包含创伤情境的无意识系统转换到另一个系统,调用其自身重新生成生命图像的能力而走出过去循环的"镜像"的负面影响,从而最终通过自己的决定结束旧的状态,重新找到生活的动力与生命力。鲁斯唐的催眠理论在这层习练的意义上重新界定的催眠治疗探求和力图实现在构成病人生命体的综合现实与其所置身的语境和情境之中实现一种协调的具体化。正如杰弗瑞·萨戈(Jeffrey Zeig)所指出的,"催眠并不奠定在领会的基础之上,而是奠定在效果的基础之上"。①

经过鲁斯唐深入反思与重构的催眠理论强调从当下重新出发,集中注意力或者转移注意力,面向、承认和承担自身身处的现时情境,也包含自身的生命、身体中所记录的过去的问题。他采用接纳问题而不是试图消除问题和症状的暴力的方式。在接纳的同时,也提议换一种思维方式和眼光来看待问题与症状本身,逐步减轻、转移和逐渐消化负面的影响,从而可能在置身的环境中做出选择、决定和改变,即有能力承担生命的主体。生命体是他最关注的生命现实,意味着不忽略、不压抑其中的多向维度。在肯定"无意识"的同时,他剖开自我的封闭性。这种方法有可能引爆我们习以为常、并让人依赖的虚假生活、无感的状态,让人"重新恢复置身于生活情境之中的能力,也包含运用想象力建构独特性世界的能力"。鲁斯唐写道,"想象力是对在世界中发生的行动的预期,它始终要经过身体这个内部和外部的

---

①   Jeffrey Zeig, *Un séminaire avec M. E. Erickson*, Bruxelle: Satas, 1997.

分界面",这接近于法国现象学家米歇尔·亨利(Michel Henry,1922—2002)[①]所论述的身体主体,这里的身体不是纯粹生物学、也不是物理学意义上的身体,而是综合感觉与知性、身心交融的身体主体。而鲁斯唐也曾于1985年撰写过一篇论文,评述带给他启发的米歇尔·亨利的著作《精神分析的谱系学》。鲁斯唐明确他的身体观,"身体就是它自己本身,这就是特有的身体,但它只是不断地成为体验世界的合力"。这种观念超越传统哲学与心理分析范畴里没有身体的心灵观(psyché),抑或没有被心灵考虑到的身体观。鲁斯唐关注的是身体的语汇场里所关联到的关系、沟通、生命力、感觉,是联结个体与他者、自主与他律、个体与社会、自然与文化的综合"场域"。在催眠的方法里,近似于静思冥想的习练使得身体静敛,把注意力集中在自身之上,不受外界杂音的干扰;而想象使得身体不封闭在自身内部,从而得到延展,与其他存在物、甚至整个宇宙发生联系,传递和接受信息。正是在不同方向和状态的习练中往返,人的有具身的生命才获得不断更新的活力。

催眠的功效,消除理智特有的区分(如黑格尔所批判的"一

---

① 米歇尔·亨利分辨出三种身体观:"客观的身体",如客观事物一般存在于外部空间的身体;"机体的身体",从生物学角度的人作为动物而拥有的身体;"主体的身体",就构成我们的主体性,"真正的主体性"是不可见的,而只能通过自我感触、自感的模式去体认,"我就是我的身体"。《身体的哲学与现象学》(*Philosophie et phénoménologie du corps*),巴黎:法国大学出版社(PUF),2011年,第179—182页。亦可参见姜丹丹,"力量、主体性与生命——以米歇尔·亨利的生命哲学对话《庄子》",载《现代哲学》,2017年5月第2期。

个尚不真切的状态",即把感觉的自然活力与理智的意识相严格区分),将症状置于灵动生命的整体恢复的视野里,而使生命不再处在"隔离"的状态,重铸个性,也重铸造成创伤和阻塞的过去对自身的影响,打破组织生命体气息循环的所有屏障。这也是如鲁斯唐在《什么是影响》一书里所提倡的引领人"回归简单的普遍性,使整个人恢复生命的实体性"(第105页)。这种方法"可以让人施展想象力,从而改变我们与有生命体和无生命物之间的关系"。他重新肯定在西方传统形而上学中被忽略的想象力,"想象作为可能的能力(le pouvoir du possible)的媒介,在全面的醒觉和受限的醒觉之间建立起联系"(参见《什么是催眠》)。鲁斯唐提到,当治疗每次生效之后,也可能会再次发生阻碍,等待即重新建立联系的等待,必须每一次重新开始,需要忘记和忽略已得的结果本身,其实也就意味着不要用意愿(vouloir)去过多地干预和强求效果;而恰恰相反,在行为之间,在建立对话性的情境之间,需要悬隔主观的意愿,进入一种无所期待的纯粹等待的状态,这种无为的方式恰恰是"为了保持与所有可能的事物的联系,让它们得以偶然发生",当顺应未来的不确定性而不探求确定的结果时,这种状态强化至极限程度就会逆转为潜在的可能一点点生发的情势,构成"面向360度全面开放的预期,没有任何限制,这是对于所有潜在的可能的事物的预期"(参见《什么是催眠》)。正如在双方产生协调的沟通冲突的情境中,一方如果通过近似自我催眠的方式调节自身,减缓面对面时可能产生的紧张情绪,而不是一味害怕对方的敌对反应而进入自我防御或抵抗的状态,那么,关系就有可能慢慢地修通。在这个层面上,治疗师先于对方进入的催眠状态被如下描述:"他是一个存在场,一个总量,一件事物,一种被照亮的能量。"在讨论无所期待地等待和预期如何朝向潜能敞开时,鲁斯唐还参考了汉学家朱利安(François Jullien,旧译于连,另译余莲)的著作《淡之颂》①中颂扬中国古典思想关于"淡"的理念,他揭示出关键是不要停留在对于平淡的伦理与美学观念的字面理解,而是体会到在中国古典文学与水墨艺术中,淡作为一种体验的境界所激发的创造性奥秘,平淡的妙处,不是取消形、色、音的实质性存在与表象的呈现,恰恰相反,只是不对任何元素造成妨碍,并进而使不同的元素之间可以在"之间"产生联系,在祛中心化的"无为"层面上促使潜在的可能性以更细腻、含蓄的方式生发出来。

鲁斯唐在探讨这种富含创造的潜能的吊诡状态时,也提出了"中"的问题,中的尺度,是在不同极点之间的过渡,是汇合能量的场域,中性的位置可以是介于"舒服"和"不适",调和与症状(沮丧、紧张、焦虑等负面情绪)之间的中间点,也可以是与普通的醒觉状态里的活动区域共存的一个媒介性的状态,可引发不同状态的潜在可能。鲁斯唐在这层意义上讨论的"可支配的"倾向或状态,接近于庄子所构想的"虚而待物"的吊诡状态,虚己的空位是朝向他物的敞开,从虚静的状态到迎向他者、多样的相异性的接纳,才有可能促成在"虚"的本源与世界的万象之间进行

① 余莲,《淡之颂》,卓立译,台北:桂冠,2006年。

往返的运动。抵达中性的状态或位置,通向一切构成性的转化,正是由此成为可能。毕来德在《庄子四讲》中也提到,在习惯性的思考或活动经验中,"精神退身出去,让身体来行动",正如在《应帝王》中,壶子向列子呈现的"下降到大虚静"的境界之中,"让自己进入一种虚空,我们所有的力量才能聚集起来,产生那种必然层次上的行动。我们也知道,失去了这种进入虚空的能力,就会产生重复、僵化,甚至于疯狂",①虚静赋予我们的身体各种已知的、未知的力量的整个能力,有助于恢复整个生命系统的活性状态,从而减少可能造成症状的各种阻碍。庄子所讨论的"游"、"化"的状态都涉及到穿越不同状态边界的身体经验,而经由"忘我","虚己","凝神"、"心斋"、"意守"抵达"活性的虚"或另一种"余"的主体性前提出发,正如毕来德所指出的,意识"由于脱离了一切外在的任务,只是观看我们自身内部发生的活动","悖论在于意识处在活动与悬隔之间、关注与超脱之中",或者说,介于系与不系的状态的"两者之间"的中性的、吊诡的状态。鲁斯唐所讲的催眠作为"异相醒觉"里的深层专注的吊诡之处,恰恰在于集中精力的同时又不让意识妨碍其他官能,因此,既是将注意力撤回自身又是去自我的中心化的超脱的习练,才有可能返回到可能集中力量、能量进行行动的"统合性"的中心。中性滋养活力的奥秘,就在于关注与超脱、散点与凝聚之间的"余"的维度的保留与保持。鲁斯唐强调全面的醒觉与受限的醒

---

① 毕来德,《庄子四讲》,宋刚译,北京:中华书局,2009 年,第 87 页。

觉作为不同状态并存的必要性，他指出，"边界人"（处在边界状态的神经症、精神错乱患者）即是在患病前始终处在全面醒觉的状态，对于外界的信号与刺激过于敏感，即没有能力返归到自身的安宁、平静以及普通的醒觉状态，无法在日常现实世界中确定自己的位置。

由此出发，鲁斯唐提示催眠疗法的重构蕴含一种新的生活方式，即通过呈现"待物"的"可支配性"的状态，唤醒或保持"全面的醒觉状态"，但同时又强调在与惯常的受限的醒觉作为不同状态的共存和互相过渡的必要性。然而，重要的在于在恢复全面的醒觉状态时重新获得整体性知觉的能力，他描述了在这种状态下的深层感知，即不试图去观看或听见，任凭声音或光线在自身之上发生回响或反射，"任凭所有的感官相互融合"，"打破五种感官的分工，使所有的律动（rythme）被放大，有回应。听懂的人不再是远观者，他似乎被这些运动所围绕，去分担、分享、加入"（参见《什么是催眠》）。这种通向"全面醒觉"的整体知觉的经验在一定程度上可以与庄子描述的"听之以气"的境界相近似："若一志，无听之以耳而听之以心；无听之以心而听之以气。听止于耳，心止于符。气也者。虚而待物也。唯道集虚。虚者，心斋也"。①"心斋"的工夫所开启的"唯道集虚"的状态，正是开启了在止于单一器官式的表面化的听与分析，开启解码式的听之外的另一种在与倾听的方式，朝向富含千差万别的"天籁"敞

---

① 《庄子·内篇·人间世》。

开。催眠活动正是在身体层面打破不同器官之间的分隔,促使整个身体成为不同部分相融合的循环体,才使得对于事物与他者的知觉进入无阻碍、畅通的状态,即与世界相协调而相通的整体领会的状态,由此获得"积极的、有执行力的思维"。不加区分的可支配的"中性"状态,正呈现出待物的接纳性,也逆转为对于事物、声音的细微差别开始敏感的能力,因此,鲁斯唐所重构的催眠疗法在同样通向整体领会的途径中还是强调区分与组织的能力,正如协调能力的恢复与构建是在经过不加区分、各种要素与感官相融合的混杂状态之后涌现出的新的醒觉状态。鲁斯唐这样归结:"催眠活动整合我们生命中的所有要素,各归其位,分门别类,精心安排,使一切构成大千世界的万物众生都各就各位,换言之就是重建生活话语的语境,使话语能被我们理解。通过催眠引导进入异相醒觉的状态,经由异相醒觉,我们可以体验全面的醒觉。目前摆在我们面前的问题是知道如何扫清障碍,知道如何在日常生活中借助可支配的倾向来激活全面的醒觉状态"(参见《什么是催眠》)。在经过催眠活动习练的全面醒觉的状态,对于差异甚至是细微差别的分辨程度没有减弱而是全面增强,从而不仅仅让不同的事物各就其位,平等共存,而且使之彼此之间有可能形成彼此作用和积极影响的"相互关系"。

鲁斯唐甚至直接把这种状态的习练称作无为的习练,"通往'无为'的道路是一个漫长而耐心的过程。'无为'需要我们听见四周的声音,区分出声音的无穷复杂性,还要感受到各种不同形式的音调"。(参见《什么是催眠》)。他深刻领会"无为"的吊诡思想中的积极转化的效能,指出在无为的等待与准备之中,"有为"的时刻破茧而出。鲁斯唐指出在治疗转向行动的过程中祛除意识、意向的"不想"(ne pas vouloir)的吊诡性状态的重要性,这引向一种自然而自如的身体运动。比如,鲁斯唐还引用了德国哲学家赫立格尔(E. Herrigel)的《射箭中的禅》一书中所讨论的以射箭的艺术作为修禅的方法的例子。当赫立格尔去日本游学,跟随一个大师练习射箭的技艺来修习禅宗的思想时,他历经了波折和挫败,因而在这部著作中思考和归结了在实践的行为转化中所需要克服的意识的作用,比如,试图做得更好、期许成功或取胜的意志,往往会阻碍行动本身的自如,化为"纯粹的动作",这所提出的正是西方人所习惯的关于意识的传统观念中所不容易理解的"无意愿"的悖论状态。

鲁斯唐参考中国古代思想中的一些范例,包括《庄子》的一些寓言故事,来推进对于催眠状态的吊诡性以及可能引发的"逆转"的表述,或许因为这恰恰涉及到西方传统哲学中所忽略的、所不能涉及到的主体性的吊诡性状态。毕来德在《庄子四讲》里强调顺遂身体主体性,达到"天"的机制,①即合乎自然的机制(作为另一种主体性的物理学基础),不加控制的、悬隔的意识处于"在"与"不在"之间的状态。这种吊诡的意识状态近似于鲁斯

---

① "人,是指故意的、有意识的活动,要低一级;而天是指必然的、自发的活动,在某种意义上也是非意识的,要高一级"。毕来德,《庄子四讲》,第39页。

唐所探讨的"异相醒觉"。鲁斯唐引用《庄子》中吕梁丈人游水的寓言故事。[①] 在故事中,让孔子及其弟子们惊奇的"事件"是一个男子在三十仞瀑布下的激流里自在游泳的状态。游泳者本人的说明如下:"吾始乎故,长乎性,成乎命。与齐俱入,与汩偕出,从水之道而不为私焉。"鲁斯唐的诠释并不停留在由身体的习练让人"变得有效和灵活"的理解层面,他如下理解游水者与作为环境的湍流之间的关系的建立:"我的自我已经融入了水流之中,以至于我完全投入其中,在一切强加于己的事物中找到了行动的自由。我也不知道为什么是这样的,因为只是已经进入我的身体内,不再有所谓的'知道的人'和'要被知道的事',二者已经融为一体"(参见《什么是催眠》)。毕来德阐明:"这种活动是在我们所有官能与潜力共同整合之下产生的;这些官能与潜力包括了我们自己意识到和没有意识到的所有一切。属于这一机制的各种活动,对于庄子来说,一直是惊奇与沉思的源泉"。[②]"虚而待物"的状态,指的正是可以促发从一种机制到另一种机制的过渡与转化的虚境,或者借用鲁斯唐对于催眠状态的描述,是"不断地从一个层面到另一个层面,使得动物本能和人性交换角色和任务,从而扩大和加强关系的网络"(《什么是影响》,第14页)。接纳他者的相异性,而不是限制和排斥,使得自身的可沟通性、包容性、感受性与合作性都得到增强。在催眠的状态,

---

① 《庄子·外篇·达生》。
② 毕来德,《庄子四讲》,第 36 页。

知觉暂时地悬隔，人仅仅处在"信息发送和接受者"的状态，但经过这个阶段之后，注意力可以投向日常状态中不被意识到的、或者被忽略的事物，可以对周遭环境进行整体的把握，正如获得"放大镜"式的更精准的知觉方式。

鲁斯唐写道，"为了产生深刻、持久的改变，无意识力量的系统必须转变"，催眠方法旨在让"无意识力量"的系统换一种方式运作，在关系中发生转化，换一种方式看待过去（"重新取景"，re-cardage），使人换一种方式重获生活的动力。这也等于说，不局限于已有的、固定的、约定俗成的理念、系统、范式，深入过去传统形成的深厚而复杂的语境，转换一种方式运作思维，以阶段性的遗忘阻碍我们行动的要素作为重构自身与世界的关系的必要条件。这也是找到一种进行创造性工作的必经之路，或者说，属于任何创造性工作的上游的活动类型的范畴，需要在形成朝向行动的构成性转化发生之前必经的阶段，也是需要不断返回的一个阶段。因而，鲁斯唐认为艺术创作都经历过近似于他所描述的催眠状态，接近于出神、恍惚或迷醉的状态。他引用马蒂斯的一段话，画家描述他在青年时代如何从学习"传统"素描到找到创造性的方式创作肖像画的转折性的开端："我清理、倒空了脑袋中的所有成见。接着，当我作预备性的描画时，我的手就只听从我无意识的、源自模特儿的感觉。我小心避免将意识的看法引入描绘，避免修改画中的具体错误。[……]在模特儿面前，画家必须不抱先入为主的观念。所有出现在他心中的东西，都应该像在一篇风景中所有涌向他的景物的气息：土地的气味，鲜花与游动的云彩，摇曳的树木,乡村的各种声响混合在一起的味道"。① 而马蒂斯在找到赋予绘画的生机的时刻之前,是对于母亲的强烈思念使得母亲的面容突然出现在他的笔下,并且自然而然地绘出了面孔的细微特征与鲜明特点。鲁斯唐认为,当马蒂斯在将与母亲的情感联系中的最初基础关系带入了绘画的体验,正等于"进入了一种真正的催眠状态",才得以摆脱当年在学校学习到的必须依据实物观察、而轻视感觉或记忆的准则。创造的奥秘就在于,有能力将注意力、思维、意识从执行的过程中暂时调离、悬隔,进入"无意识的连续体"的状态,让"无意识的感觉"进入顺从身体的自发性运作的状态。借助马蒂斯实现的转型,即抵达创造性主体的转型,鲁斯唐说明了需要经历这样的状态的习练,才有可能从"顺从受的自发动作"到"顺从心灵的自发运动",② 才有可能摆脱模仿式艺术的虚假的客观性、现实性,不固限在对传统的僵化的、死气沉沉的理解里,只有有能力表达"在关系以及关系中发生的东西的特质"(比如,在知觉中的自我与世界的关系、在创作的执行过程中的手与媒介界面如纸或布面的关系),才有可能找到创造性的——创造自己的艺术世界——道路。

鲁斯唐在《什么是催眠》中还借用了比利时裔汉学家李克曼(Pierre Rickmans,笔名 Simon Leys,1935—2014)翻译并评述的

---

① Henri Matisse, *Ecrits et propos sur l'art*, Paris: Hermann, 1972, pp. 177—179. 杰克·德·费拉姆编,《论艺术》,欧阳英译,河南美术出版社,1987 年。

② 弗朗索瓦·鲁斯唐,《什么是影响》,第 128 页。

《苦瓜和尚话语录》里间接引用的一个宋代画师的传奇。[①] 这正是对《庄子·外篇·田子方》中"真画者"的寓言故事的转述,原文如下:"宋元君将画图,众史皆至,受揖而立,舐笔和墨,在外者半。有一史后至者,儃儃然不趋,受揖不立,因之舍。公使人视之,则解衣般礴臝。君曰:"可矣,是真画者也"。宋元君认出"一史"是一个画功极高的人,因为相比之下,其他的"众史"则显出动作、姿势与表情的刻意矫饰与人工的造作,而"真画者"坦然自若,气定神闲,经过长年的练习,画者达到一种自然而然的劳作状态,解衣而端坐,因内在工夫高,而不流于形式,宛如没有内外的障碍。也正是在这样放达自由的状态中,画者可以全神贯注于创作的过程,"神气不变"。李可曼在评述时指出,庄子的这段寓言故事指的应该是负责画草图的画工,而不一定是从事绘画活动的画家,但关键在于,"从中可以抽取出行为的哲学",画家们也可以参考来作为"一种行为的典范"。这指的是进入行动自由的创作前的自然而然的过程。鲁斯唐则举了一个手艺人学手艺的例子来说明这种状态属于全面的醒觉,但受限醒觉与全面醒觉之间并不是相互对立而是需要相互协调的关系。手艺人在作为学徒的初学阶段完全处在"受限醒觉"的层面,并且受到这种状态的各种限制,因此处在各种局部细节的小心翼翼的压力之下,必须学习考量某种材料的各种性质,学习组织动作序列以

---

　　① Pierre Ryckmans, *Shitao*, *Les propos sur la peinture du moine Citrouille-amère*, Paris: Hermann, 1984, p. 123.

调整、校正身体动作与材料之间的关系,由于注意力不得不处在非连续性的状态而容易产生疲劳感。当手艺人逐渐手艺提高,就可以把自身托付给"全面醒觉"的状态,对于不同元素、自身与事物(材质)、目标与过程之间的诸种关系也进入直观的、整体感知的层面,然而,全面醒觉依然需要与受限醒觉相互协调,尤其当他的技术达到完美状态,"受限醒觉又不再是一种阻碍,因为它受到全面醒觉的指引。而后者又会不停地吸收受限醒觉的明晰和挑剔,借以使制造过程变得更自如,使产品变得更优美"(参见《什么是催眠》)。这个例子应该是受到《庄子》"庖丁解牛"的寓言故事的启发,而鲁斯唐随后就引用了"庖丁解牛"的范例,并引用了毕来德对这段经典寓言的评述,毕来德将"神会"境界作为完美的"内在活动"转化为自由的外在行动的范例,"'神'不是外在于庖丁的某种力量,也不是他身上行动的某个殊异力量。这个'神'只能是行动者本身那种完全整合的动能状态。"[①]庖丁在最初学徒时,因技术的局限,不得不以两相对立的方式看待牛体如庞然大物呈现出诸种障碍,只有通过分析性的学习,才能逐步获得技艺的提高以及对于局部的精准的认识,只有当他的技艺在长年的实践中达到纯熟,与此同时,进入到"官知止而神欲行"的吊诡状态,他终于有能力将孤立的、隔离的感官知觉悬隔,从而抵达全身协调整合的动能的状态。庖丁作为一个学习的主

---

① Jean François Billeter, *Leçons sur Tchouang-Tseu*, Paris：Editions Allia,2002. 参见该书中文版,毕来德,《庄子四讲》,第 9 页。

体,经过十九年的习练,最终达到了与牛"以神会之"的自如状态,这种"技近乎道"的境界转化,也对应了鲁斯唐在催眠活动中强调的从受限的醒觉,过渡到知觉进入整体直观、行动进入自发状态的全面醒觉状态的根本性转化。鲁斯唐借这个庖丁解牛的例子指出,问题的关键不在于放下思考,而是将思考重新引向事物本身,获得领会并穿越障碍("游刃有余")进入"事物的运作"的自然机制。故而,经过借鉴中国道家思想的"长途绕道",鲁斯唐认为这提出了一个伦理的问题,"作为态度的狭义的伦理",也是在与外界的接触中触发"循虚而行"的内在转变,在虚己、无我的精神状态中,与世界建立共享性的经验,作为深度感知的一种形式,以及一种交流和创造的前提状态。

鲁斯唐在《什么是影响》与《什么是催眠》这两部著作中,均借鉴并发展了倡导精神生态学的美国当代思想家格雷戈里·贝特森(Gregory Bateson,1904—1980)所提出的学习的不同层次的理念。曾与艾瑞克森有过合作的贝特森依据的是罗素所称作逻辑类型理论的沟通理论,即依据"类别和其组成部分之间存在一种非连续性"[①]的观点,将个体的认识与心理表现视作学习结果的行为体系,也是个体与物理,人文环境互动磨合出的结果。贝特森认为初期阶段的学习即进入一个框架或者语境,通过"试错程序"的学习,不断更正自己的选择,这类操作是在作为确定的整体的框架里进行的,得出的也是对相似的可能性集合的认

---

① Gregory Bateson, *Vers une écologie de l'esprit*, Paris: Seuil, 1980, Vol. II, p. 10.

识。第二个层次，个体开始成为"实验的主体"，有能力明白他所置身的"实验的环境"，也有能力从一个参照系统过渡到另一个参照系统，但他进行语境的置换时，不再完全受习惯、熟悉的环境给予的参照系统的局限，学习者的个性开始产生，也会面对"在不同或相反的关系系统之间冲突的可能性"。在这个阶段，个体有可能找到改换语境的自由，但是，却很可能只是更换新的环境，也还是按照之前习得的规则建立自身与环境的关系，或者说，"遵从新的集合"。进入第三个层次，则意味着学习者的自身经历了一种真正的改变，依据前面的参照系统的学习积淀下来的自我"不再作为关键点在强化体验中发挥作用"，与此同时，经过消解自我所拥有的固化的认知参照系统之后，我们对于不同的参照系统以等而齐平的方式对待的包容、接纳能力增强，因此也就获得了在不同的语境之间进行往返穿梭的能力。"如果一个人能达到'第三种学习'，并学着根据'语境的语境'去察觉和行动，他的'自我'就会在话语之外。在经验的标点符号体系中，'自我'的概念将不再作为节点起作用。"①这就意味着学习者不再以自我的感受与知觉为中心去组织认知，而我们会发现，这三个层次赋予学习者的自由作用的范围扩大，在第二个层次，已经可以涉及到比如自如自在、灵活地把握以及更换机制和语境来增强技术层面的控制能力。鲁斯唐将这三个层次的思考运用到心理治疗的层面，第一个层次对应以权威主体的态度给出强化

① Gregory Bateson, *Vers une écologie de l'esprit*, Vol. II, pp. 277—278.

正常的规范、矫形和校正缺陷与症状的"驯服"。第二个层次则可对应精神分析运用诠释、解析的方法重新诠释过去,赋予一套意义系统,然而,虽然也可以通过"理解"的达成来缓解症状,往往并不能引导人产生自身内部的真正的改变,也并不能真正解决患者与参照系统之间存在的矛盾或冲突。催眠治疗则有可能引导进入第三个层次,把所有参照系统的价值放到语境之中,也可以抛弃一切固定在自身之上的标记,在放空自我之后,面向所有可能性的沟通,逐步重新找到在生命世界中的自己的位置,从而逆转成为自由的行动者。在这个自由的层次,悖论在于最深入的个性化可以通达最广泛的"沟通"。在这个阶段,如贝特森所指出的,也包含可能引向偏执或疯狂的所谓"中途摔倒"的危险,或者仅仅向外投射,而不再能承担"组织行为的任务"。或许解决矛盾的道路就在于,在不同参照系统之间过渡、往返而保持内外的平衡,即成为具有创造性的行动主体。贝特森在此基础之上提出的第四个层次的学习的超越境界,即把自身置于人类对各种要素进行识别、分级、组织的能力范围之上,可以使不同的参照系统和已知的语境之间产生相互的互动,由此创造出新的系统或语境。贝特森这样颂扬最有创造性的奇迹般的境界,"个性和所有关系的程序融合成一种广阔的宇宙互动的生态学或美学[……]宇宙的每个细节都被视为展现去全貌"。[1] 这种境界似乎突破人类认知的局限而趋近人类与非人类、特殊性与

---

[1] Gregory Bateson, *Vers une écologie de l'esprit*, Vol. II, p. 279.

普遍性的边界的最大限度,或许接近于依循"气化"之道而会通于"大化流行"的宇宙境界。如果说鲁斯唐认为这种新的宇宙论或人类学属于一种"乌托邦",那么,他在催眠疗法的更新中思考需要趋近这个层次的实践而在一种媒介的状态中暂时性地不受限于时空、有限性的范畴,思考如何使生命体抵达虚静、中性状态而使生命体焕发在不同级别之间往复运动的最充分的能量,因而不是用置换到更高级别的参照系统来制造改变,而是通过探索如何在催眠状态的体验中触及一切参照系统的源头,从而逆转出创造性的转化活力。鲁斯唐认为,人往往是因为与先于人类、先于语言的原初切断了联系,或者在自身的积层中发生内在的阻隔,而患上心理的症状,因此,需要在催眠的状态中"抛开确定他作为人的技能的范畴,抛开其理智与时空的关系",凭借不同层面之间的混淆、融合,让人体验到所有要素可以相通的状态,即生成为"无意识的连续体",摆脱限制我们自由的积淀在我们身上的与他者、环境关系中的不协调与矛盾、冲突,恢复构建世界的能力,包括感受力、想象力、做梦的能力,与宇宙间的万事万物、与他人重新发现"沟通的基础"而超越生命体处在内部有隔离、内外有阻隔的状态。鲁斯唐指出,在催眠的"出神"阶段,有一种获得最强创造力的人,可以抵达"千里视"式的不受时空限制的观看方式。在这个层面上,时空成为存在居住、并显现的场所,人在其中定位、安适,获得体验、把握、承担自己的生活世界的自主能力,使得环境成为"人的生命自然性能够绽放"的不断更新的根基,在成为独特的个体("成形")的同时,以虚己的方式任物自在、"泰然任之",因而成就作为有生命的存在物与世界之间的修通、融通的共存与共生的状态,与更广阔的整体相接通,迈向更拓展、更充实、更丰盈的生命视野。

最终,鲁斯唐将具有吸收现象学还原、直观的特征的催眠疗法界定为另一种"在世的方式",一种习练的方法,即注重身心修养的"生活的艺术"。在本书中涉及的悖论的思维展现需要精微辨别,又产生隐秘关联的不同面向,感谢两位译者赵济鸿老师、孙越老师的精心劳动,感谢他们在逼近这本书里的复杂的悖论时所协同付出的努力。鲁斯唐通过这本《什么是催眠》以及另一本《什么是影响》所探讨的思想又远远超出催眠治疗的范围,基于一些实践应用的分析,发展出的实际上也不仅仅是一种修身的哲学,即在人的意识与无意识,眠与醒(睡眠与醒觉),静与动(静思冥想与行动),感觉与理智,症状与正常之间的一种通过不同状态的过渡、往返而达到的协调与平衡作为焕发活力与潜能的习练,而且也提示出一种极富启发的激发创造性的思维方式,也是有助于摆脱和祛除自恋的观察者、据有统治地位的专制的权威、僵硬的教条主义与单调的理智主义、套话式的文化主义与单极的文化中心主义等视角的束缚与固限,启发我们在探求自身的调节和共同转化的分享作为一种生活方式的艺术,铺垫一种新的均衡的生态学,也打开创造新事物与共同未来的可能性的道路。

姜丹丹

2017 年 7 月 26 日

引　言

　　一个南非农场主的小男孩儿被毒蛇的毒液喷到眼睛。他马上就要失明了。家里的厨师,一个黑人,跑到**大草原**里寻来一些草嚼烂,敷到小男孩受伤的眼睛上。孩子最终得救。故事传到了隔壁的城市。得知此事的那些医生是如何相信这样的无稽之事?他们决定亲赴实地,采摘存在疑问的草本植物进行研究分析,或者确切地说,是为了证明这些草药的治愈功效子虚乌有。那位厨师心知肚明;他肯定地说已经不知道是在哪儿找到这些草药的。但他又改变了主意,带着这些先生们在越升越高、越来越闷热的大日头底下转来转去。在远离农场的地方,当他看出来这些医生们已经精疲力尽时,他才承认无法找到他们想要证明的无医药功效的那些草药。①

---

　　①　多丽丝·莱辛(Doris Lessing),《没有可出卖的巫术》(Pas de sorcellerie à vendre),载于《非洲新闻》(*Nouvelles africaines*),阿尔班·米歇尔出版社(Albin Michel),1980 年,第 31—37 页。

1

这便是催眠。在我们的文化里,它看上去荒诞无稽,所以我们把它当成巫术魔法的遗毒来排斥。就像那些完全不担心闯入催眠师领域的白人医生,我们确信在听到催眠能告诉我们的那些话之前,我们便有了答案。虽然为了能够有所评判,我们被建议亲身一试,但对于接受另一个时期的一种做法,我们还是非常抵触的,并且也知道所有的治疗手段都会自诩某种功效。那么,这种功效是否有所验证,我们还没有对此现象的解释。然而,我们需要这个解释,因为我们不可以拒绝理解,并想要用我们的语言按照我们的标准将它表述出来。那些催眠师们可以自由行使他们的这项艺术,但是如果他们想要被世人理解,他们就应该既不影响那些成见,也不干扰已有的确定性。

虽然在野草方面颇有认识,但面对医生们的自信傲慢,催眠变得审慎并自我防卫。于是它会主动向我们呈现出一些令人啼笑皆非的歪曲夸张的行为,又或是为了配合我们在这方面的空白认知而表现出一些消极做法。对它的各种假想让我们感到害怕。《黄色标记》(*La marque jaune*)里的塞普蒂默斯医生借助它的光环,将正直的公民变成了能上天遁地,挑衅伦敦警务处总部的罪犯。虽然像这般的能力从来都只存在于小说或电影之中,但是古怪与恐怖的混合体在如此推波助澜之下,其神秘色彩就会愈加浓烈,并且避开一些并不想了解其面貌的目光。此外,当身体失去自我般僵住不动,变成听从指令的机器人,感受或用手势来表达对他们做出的指令之时,催眠会表现出无害的一面,但又如此令人难以琢磨。又或是它会披上一件更为端庄的外衣,在我们风俗习惯里开辟出一条道路。事实上,这就是催眠,它通过让那些麻醉药物变得无用或不再那么地被需要,逐渐为医学所承认。催眠与慑人的迷惑力不可割裂,这一点千真万确。但最为显而易见的是它始终游走在对我们若隐若现之间。通过所有这些巧妙手段,它成功地将我们控制在它的投影中,使其奥秘遥不可及。

这是否危险?确切地说是令人难以理解。18世纪末,在吕米埃兄弟令欧洲为他们的发明赞叹不已之时,麦斯麦①则对催眠冠以了一个非常独特的名字"动物磁性"(magnétisme animal),但他的说法又被国王派出的委员们所推翻。② 他们以极致的精确性和实验的创造性证明了这种不具有任何物质形态的磁流根本不存在,它只是一种想象,当然,这是一种与现实相割裂的想象,它是精神失常和错乱的前奏。他们说得颇有道理,以致于那些动物磁气疗法施行者们都采纳了他们的观点。在接下来的几十年中,他们的确作出了让步,从与身体相对的精神中寻求庇佑,那里后来便是支配心理的现实之地。这一退却被某些人认为是一项胜利③,或是进入了希望之

---

① 弗朗兹·安东·麦斯麦(Franz Anton Mesmer,1734—1815),奥地利精神科医师,动物磁性理论的建立者。——译注

② F. A. 麦斯麦,《动物磁力说》(Le magnétisme animal),著作由罗贝尔·阿玛杜(Robert Amadou)出版,帕约(Payot)出版社,1971年,第278页以及下一页。

③ 这是弗朗索瓦·阿祖维(François Azouvi)的论文,在其导言部分,以及他对夏尔·德·维莱尔(Charles de Villers)的《多情的动物磁气疗法施行者》(Le magnétiseur amoueux)(费林出版社(Vrin),1978年)所作的按语。对他而言,一切以弗洛伊德作为终结,揭示了整部历史。

乡①,事实上,它是一种失败,它留给了对方外部世界的自由领域,用那些实验的自然科学手段排斥一切看不见又不可检验的神秘事物。

甚至在一个世纪之后,这个领域仍然无法得到光复,因为仍然必须用科学的外衣来掩盖这件无法言明之事,或者至少也必须套以一个有着威胁力和说服力的所谓科学名号。精神分析学(psychanalyse)曾经就是那根空心竿子,家蚕在那里面从一个世纪被输送到另一个世纪,而那些傲慢严苛的海关人员对此却丝毫不起疑心。此外,这样的偷运行为只是为了那些盲人所为。的确,弗洛伊德在催眠方面从来不曾忘记承认从中的受益,无论在关于其实践的思考中,还是在其理论之中,他从来没有力图抹去显示其发现的具有输入痕迹的那些制作标记。虽然唯科学主义的法则冷酷无情,但是催眠的经验就这样没有被阻断过。因为弗洛伊德在一个世纪里用他的权威和才华促进了它的发展,从此,在科学之树得以充分舒枝展叶,终于可以思索它的内在严密性的时候,并且也是在催眠再也不必认真地打着科学的名号找到一席之地的时候,催眠就将可以正大光明地表现自己了。

然而,在今天,催眠是什么样子呢?或者它表现得怎么样呢?催眠似乎创造了一些有效的方法,建立了一些学科,成功地

---

① 对无意识的发现正如同世界尽头的发现。要不是所有人都对此坚信不疑,为什么亨利·艾伦伯格(Henri F. Ellenberger)的书会被戴上了诈骗者的帽子?这本书是一部《动力精神病学的历史》(*Histoire de la psychiatrie dynamique*)(副标题),Simep 出版社,1974 年。

且自由地付诸实践，病患们也因此对它感激万分。这一切都是那么不错。但是如果缺乏理论上的证明，这些大量的实践操作迟早都会变成不知所云的东西。把米尔顿·艾瑞克森①的那种没有得到理论化的实践做法像避雷针一样拿来强调提出，这明显是在愚弄大家。首先，谨慎与大胆、智慧与简朴、力量与遵守之间的这种无法模仿的联合，谁敢于简单地将之独占己有？然后，美国的实用主义能够满足于此，这是它的事情。欧洲人是以其文化上的历史为代价才能够做到这个样子，相对于他们的所作所为，欧洲人在文化方面的经历迫使他们处于不同的文化之间。最后，如何无视在我们这里统治着我们这块领域的绝对霸权？对于我们的那些同时代人而言，关于心理现象、心理疾病、人类关系、社会关系，只有一种唯一有效的诠释：这就是精神分析学所做的理论化的诠释。任何类型的心理疗法必须在其影响范围内或根据它已经得出的或建议的内容来被设想。

如果真的如此，那么关于催眠的任何理论化的论文就不会注定是失败的，因为它既不是一朵能够盛开的鲜花，也不是一个能够在西方个人自由的土壤里生长成熟的水果，西方个人自由的精神分析学是最后的变形。就像精神分析学那样，催眠并不以神经官能症的研究为依据，它不建立在任何精神病理学(psychopathologie)之上，并且不受疯狂(folie)的迷惑，有人说疯狂

① 米尔顿·艾瑞克森(Milton. H. Erickson，1901—1980)，被喻为"现代催眠之父"，是医疗催眠、家庭治疗及短期策略心理治疗的顶尖权威。——译注

是天才的根源所在。在我们曾经称之为与它有关的心理现象中，催眠也并不研究有关它自己的人类主题，因为它只是通过或在它的周围状况中，通过或在与其世界的关系中来控制人；因此相较客观，它并没有更为主观，相较集体性，它并没有更为个体性。此外，它没有感到有任何求助过去的必要性。它使用的所有方法都旨在让一些直到那时都无法想象的潜在能力（potentialités）突然出现在现时（le présent）中。因此它的实际做法是一种治疗措施，一种手术，一种效用。这就是为什么它总是一点都不关心诠释部分，即给一些显得反常的现象冠以或加注一种意义。它的问题不是"为什么会这样"，而是"如何贴合和改变情绪及定位"，总之，意义就在事物本身之中。因此应该从中推断出"催眠是一种变革的现象学，它与我们所有的理论知识都是背道而驰的"。[①] 由于我们的学识和固执所造成的失误甚至可能会让我们在对于神秘和无知的津津乐道之中裹足不前。例如，富兰克林·劳斯基（Franklin Rausky）在为了纪念莱昂·切尔托克[②]的一卷书中引用了后者，并就 1989 年提出的关于催眠现象的一个定义作了长长的一番评注："这是机体的第四种状态（état），目前不具可客观化（与其他三种状态相反：醒觉（veille）、

---

　　① 奥克塔夫·曼尼诺（Octave Mannoi）致莱昂·切尔托克（Léon Chertok）的一封信中的段落，被援引在由莱昂·切尔托克、伊莎贝拉·斯唐热（Isabelle Stengers）和迪迪埃·吉勒（Didier Gille）合著的《一名异端分子的回忆录》（Mémoires d'un hérétique）中，发现出版社（La Découverte），1990 年，第 242 页。

　　② 莱昂·切尔托克（Léon Chertok，1911—1991），法国精神病专家，以研究催眠和心身医学见长。——译注

6

沉睡(sommeil)、做梦(rêve)):一种自然的潜在能力,一种在动物催眠中都已经根深蒂固的天生装置(dispositif),它的特征为表面上有关孩童的先语言的依恋关系的一些表现,并且这些表现发生在个体在其与环境的关系中受到干扰的一些情况之下".① 不过,自这卷纪念性的书籍有过阐述之后,关于这条定义的评注便提前失去了影响:切尔托克他自己会觉得这条定义"有点儿愚蠢".② 因此,一切就好像出于对催眠的尊重而不该给出一个答案。这个理由明显是与此相矛盾的,那些对催眠感兴趣的认识论专家们就被困于这个矛盾中。一方面,他们希望的是只有当催眠能够遭受到科学性的莫大侮辱(但是哪一种?)时它才在我们的文化中得到认可,同时他们又否认在这里科学性还有些地方有待研究,因为催眠对于自然科学而言是并且应该依然是一个去不掉的"恋己癖创伤".③

只要我们仍停留在这类问题之上,那就肯定会停滞不前。诚然,这种赋予人类的特殊能力只是在科学时代才冠以催眠的名号呈现于世。但是对此的理解若止步于此就显得颇为短视

---

① "有机体的第四种状态:关于切尔托克假说的理论和临床思考",载于伊莎贝拉·斯唐热(Isabelle Stengers)(主编)的《催眠的重要性》(*Importance de l'hynose*),圆形思维的妨碍者出版社(Les empêcheurs de penser en rond),1993年,第204页。引文是莱昂·切尔托克的一段摘录,《催眠》(*L'hypnose*),帕约出版社,1965年,1989年,第260页。

② 伊莎贝拉·斯唐热(主编),《催眠的重要性》,第23页。

③ 莱昂·切尔托克,伊莎贝拉·斯唐热,《催眠,恋己癖创伤》(*L'hypnose, blessure narcissique*),发现出版社,1990年。

了。人类的这件陈年旧事之前就存在过,与科学无关。即便它的这些早期表现被追溯到萨满教方面,我们也无法从那方面来观察一个古老的现象。这个现象是当前的,因为它经历的岁月和人类的一样久远,即使它所呈现的形式留下了那些时代和文化的烙印。比如,我们的个人主义神话强调了催眠经验的隔绝状态;这曾经一点都不是必然的,因为它所具有的力量是所有联系的根源所在。不管怎样,虽然今天催眠看上去像是自然科学无法纳入的一个剩余,但这并不是就可以对它弃置不管的时刻,相反,这是提议对其进行思考的契机,以使得我们的同辈人们能够对此有充分的了解。

催眠的现象学在实验科学领域中与我们所有的理论学识背道而驰,因为它并不像它们那样建立在反射作用的模式之上,即自动模式或机器模式。反射作用仅单向发生,它只能从要求(通常叫作刺激)到反应。保罗·瓦雷里①先是对这项发现赞叹不已,他很快便领会到人类的精神有着相同的情况,并且因此它能够逆向地走完这个路程。但是他希望这第二个反射的方式是第一个的延伸。这是个必然会有后患的错误,出于不脱离我们的知识领域的想法,这是可以理解的。因此这个想法是否最不会具有最多的引发效果? 始终必须以一个来自外部的刺激为前提条件的反射作用,它是如何能够具有自我形成的能力? 必须求

---

① 保罗·瓦雷里(Paul Valéry,1871—1945),法国作家、诗人、法兰西学术院院士,是法国象征主义后期诗人的主要代表。——译注

8

助于另一领域、另一逻辑水平的一种能力(pouvoir),以使得一种"可能性的领域(univers de possibilité)"①能够从第二个反射模式中突然出现。这个同样的错误,同样也是我们的知识的故步自封,它支配着弗洛伊德精神分析的理论化,因为这个理论化经历的就是受到数个连续的决定性因素(déterminismes)支配的那个过程(histoire),而这些决定性因素的方向总是从因(cause)到果(effet)。这就是为什么弗洛伊德精神分析的理论化建议回到童年来发现导致神经官能症的那些原因。回到初始也是徒劳无功,得到的结果只能是重复而已。虽然精神分析疗法对于一个个体的存在进行了某些改动,但是这不能够成为其理论所强调提出的那些理由。

实际上,并不是我们所有的知识都与催眠的现象学背道而驰,还是存在一些与之相符的知识。这就是神经系统科学(neurosciences)的情况。它已经证明存在着一种可遗传的物质成分,被称为基因,是"有机体、其结构(plan)发生全面变革的原因"。②然而——这是最重要的——,即使这个物质成分受到其机体的影响,但是它仍然与后生部分(part épigénétique)泾渭分明,也就是说,它是历史的,与这个组织中的环境所起到的作用相协调。因而,这就是一种使得我们能够摆脱反射作用的统治的范例。

---

① 马塞尔·戈谢(Marcel Gauchet),《大脑无意识》(*l'inconscient cérébral*),瑟伊(seuil)出版社,1992 年,第 162 页。

② 阿兰·普罗希昂茨(Alain Prochiantz),《大脑的构造》(*La construction du cerveau*),阿歇特(Hachette)出版社,1989 年,第 35 页。

如果我们确实打算通过让其反向运作来摆脱束缚，也就是说发生方向变为从反应到要求，那么这个反应就将必须变成一种要求。但是既然进程（histoire）中所有的力量从质量上看都是均等的，只是在强度上有所变化，人们就总是在同一份记录中进行操作，并且只能强调冲突、双重性及对立面之间的抗争。若不想再受到反射作用所强加的形式束缚，就必须求助于一种脱离了先前性规则（règle de l'antériorité）的非历史性的成分。然而，这正是一个今天的遗传医学所提议的此类型的范例，而遗传医学也不是通过对结果（即症状）起作用，而是对结构（plan）具有的那些畸形起作用，结构让这些症状变得具有可能性。

如果根据同样的范例，并且仅仅通过将此当作范例，催眠能够进入人类的组织能力（pouvoir organisateur）之中，那么这就再也不必为其所谓的魔术般的技巧而感到惊讶了。接受外科手术时不会有任何感觉，可以放一块硬币在手臂上制造出一个烫痕，行走在火炭之上却不会对皮肤产生损伤，这些事情应该不再令人感到意外。我们的感官系统的组织能力能够决定不同于平常那样起作用，在一定限度内让我们失去感觉，因为它能够切断与我们有关的任何输入（afférence），或者相反能够以一定比例以及根据一些新的标准来联合刺激（stimuli）。遗传医学所开启的这些观点让我们感到惊叹或惊吓。催眠正是出于同样的原因能够令人着迷或害怕：我们影响了这个组织能力。因此，催眠治疗（hypnothérapie）之于其他的精神疗法（psychothérapie）就是遗传医学之于表观遗传医学（la médecine épigénétique）。

那些催眠治疗师们或许并不是不承认这些假设。作为证据,所引用的定义稍早了一些。切尔托克用这种方法曾经试图弄清楚有关催眠的那些著作的情况,并且对欧洲和美洲研究者们的各种共同的研究方向进行总结。重新采用这条定义里的那些术语,加入某些修改,对这些术语进行整理和分级,这就足以提供给我们一种不错的有关催眠现象的研究方法。

那么首先,把催眠视为人体的第四种状态,这没什么愚蠢之处。在第一章里我们就会看到催眠状态被赋予与异相睡眠①(sommeil paradoxal)相对应的名字"异相醒觉"(veille paradoxale),这并不是一个滑稽的假设,另外在异相睡眠时做梦活动非常频繁。关于催眠本质的这场漫长的争论应该会具有其意义和结果:醒觉的状态还是睡眠的状态?如果催眠是一种异相醒觉,那么所有的主要角色都能够被认为是有理的。既然催眠将被催眠者与输入的那些刺激分离开来,那么它就具有某些睡眠的特性,但是另一方面它表现出一种扩大的醒觉状态(vigilance),这种状态能够考虑到生命的全部参量,这是一种全面化的醒觉状态(vigilance généralisée),它包含并超越了我们所熟知的平常生活中的那种受限制的醒觉状态(vigilance restreinte)。

而且,就像异相睡眠影响着晚间做梦与否那样,催眠释放出一种固有的能力,即在白天酝酿世界(le monde)。通过催眠状

---

① 又称"快波睡眠",指睡醒后大脑皮层神经细胞活动加强,眼球急速转动的生理现象。——译注

态,要恢复的不是一种前语言关系,而是一种潜在力量,它自诞生之日起便显示出来,并将终其一生支配着与世界的联系。动物磁气说时代的那种普遍确信将会因此受到同化,也就是说,催眠是一种想象力(imagination)的产物。这并不是想象力扩张造成催眠,除此之外,确切地说,这就是催眠状态,即异相醒觉,它可以让人施展想象力,从而改变我们与有生命体和无生命物(les êtres et les choses)之间的关系。人们之前已经明白催眠和想象力之间的联系,但是并不清楚想象力只是这种天生便能组织我们这个世界的能力的另一个名讳或另一种表现。

一旦这些理论基础得以建立,那就应该——这是第二章的内容——回归到如我们所认知的催眠的实践,以及对我们将之命名为催眠引导(l'induction hypnotique)的那些各个不同的片刻进行描述。有多少这样的片刻就将表现出多少催眠的特征。诱导是以中断平常的感知(perception)为开始,比如固定一个物件,把它孤立于其环境之外。最初阶段,往往是判断的唯一关注点,这使得人们在催眠中看到的只是一种具有魔力的现象。然而,这个最初阶段只是一段过渡。它导致那些我们习以为常的对于有关于有生命体和无生命物的确定被悬置。不确定性(indétermination)产生一种混乱的感觉。第三阶段开始出现一些新的可能,因为从与那些构成我们生命之物的成分有着过于紧密和明显的联系中,我们已经解脱出来了。对于那些实验室里的催眠学家们而言,这是能够制造幻觉(hallucination)的时代。目标还有待完成,也就是说,这还有待于在混乱和想象力方面获得那样的潜在性(potentialité)。这种潜在性既表现为个体的,也表现为集体的,因为我们行为的设想完全可能在构成的同时又得到传递。

如果人们强调催眠引导的重要性以及对于其现实化而言具有必要性的那些方式方法,那么人们就能够同意伯恩海姆①的观点了,他把催眠视为一种"习得行为(comportement appris)",一个"角色游戏",一种"得到暗示的表现"。② 因为它确实要求得到传递,并且它真的必须以一种传授为前提。和许多其他的理论一样,伯恩海姆的理论在其作出的肯定方面是真实的,否定部分则是错误的。按照刺激—反应(stimulus-réponse)的方式,催眠能够诱导一些行为,这并不意味着一贯如此,也并不是说这才是最重要的。虽然实施催眠的人对此有一定的适应,但是冒出来的潜在的意外总是令他的步骤被打乱。所以如果一些行为、角色、引导可以被设计创造出来的话,那么为了对此有所了解就必须借助一种能力,并且为了得以运用,它将需要参考机体的独特状态。

有些人,尤其是在艾瑞克森的领域中,他们认为催眠状态并不存在,那都只是一些"情境(situations)","过程(processus)"或"态度(attitudes)"。且相互之间并不排斥彼此。尤其在美国,催

---

① 希波莱特·伯恩海姆(Hippolyte Bernheim, 1840—1919),法国心理治疗家,是南锡学派代表人物,研究癔症、催眠和心理治疗。——译注
② 富兰克林·罗斯基(franklin Rausky)所作的援引,《催眠的重要性》,第215页。

眠治疗师们（hypnothérapeutes）的关注在于坚信那些可观察到的事实。因为他们确实看到治疗师和患者之间的关系就是一种可以运用某些程序的状况。这不禁让人思忖这种状况和这些过程是根据什么来发生和建立的。当还是这些人终于谈到了态度的时候，他们开启了另一个全新的领域。而且就像他们所期望的那样，他们从治疗的那个保留领域中脱离出来，从而对一种存在于世界的方式（manière d'être au monde），一种出现在生命中的方法（façon de se poser dans l'existence），一种机能的形态（modalité de fonctionnement）投射出兴趣。第三章就旨在把支配（disposition）当作态度来进行描写，后者同时准备和继续在治疗中实施的作业。

第四章不难证明改变意味着我们所有的坐标体系都被搁置，并且只有依靠想象力，这才会变得具有可能。因为它代表着与生俱来的和非历史性的能力，所以它经受得住搁置，并拥有足够的活力来确立一个新的力量对比，一个新的未来计划，后者既更具现实性，也更具有未来。但是这项新的计划必须具备某种合适性才能够得以执行。于是，在实现计划的时候，人的自由就好像是一种战略必要性。

最后一章将大致勾画出催眠的基本特征。催眠必须经过如此删繁就简，才能成为日常生活的一个有效且朴素的组成部分，一种生活方式。今天之所以催眠重获关注，这一切或许都是因为西方个人主义疲态尽现。为了凸显自己，为了使我们与众不同，为了保持自己的独特性，我们尽了一切之能事。但是我们已

14

经对关注自我感到厌倦。[①] 那个组织(tissu)如今已经四分五裂，我们身处其中，曾经想要让自己的细微差异变得清晰可见，自主性已经变得缺乏联系，因此我们不得不从孤立的个体出发，重新找到那个持续不断的本质，曾经我们在这个本质的基础上勾勒出个体的轮廓。因为倒退回去并相信仍然存在着一些群体，我们在那里可能需要从容地占据一席之地并各司其职，这都是不可能的事。个人主义(individualisme)应该走得还可以更远一些，它应该经历那些云雾遮眼和充满焦虑的境遇，发现一些隶属关系，而它们的那种极致单一性可在另一个范畴中获取。[②]

---

① 请参考皮埃尔·帕谢(Pierre Pachet)在《逐个》(*Un à un*)中关于亨利·米肖(Henri Michaux)的评注，瑟伊出版社，1993年。

② 我衷心感谢我的首批读者，威尔达·安德森(Wilda Anderson)，雅克·东泽洛(Jacques Donzelot)，索菲·费尔特曼(Sophie Feltmann)，若苏埃·阿拉里(Josué Harari)，盖伊·席林格(Guy Schillinger)。他们都以自己的方式向我提出了一些中肯的意见，让我获益良多。尤其是让娜·法夫雷-萨阿达(Jeanne Favret-Saada)，她曾十分想了解初次的撰写情况，并向我提出了许多改写建议。之前与樊尚·德孔布(Vincent Descombes)之间的一些谈话让我设计了一些用语，之后被我用来当作了标记。

第一章
前提条件(Préalable)

除了将一个谜团置于其他的谜团之中这样的方法之外，怎样才能淡化一个难解之谜的迷幻色彩？因此，如果我们采用有关梦(rêve)或者幼儿时期的研究结果，来阐明我们命名为催眠且很容易进行诱导但其本质又很难进行解释的事物，那么它就能够透露出它的某些秘密。催眠表现得就像是想象力的初级阶段，也就是对必然的现实进行改造的能力，因为这与做梦的能力相似，后者支配着我们人类的行为，并且它与建构世界(configurer le monde)的能力也相仿，后者是婴儿的先天能力。为了建立起这些等量关系，神经生理学(neurophysiologie)和实验心理学(psychologie expérimentale)迫使我们必须迂回地考虑问题。

1. 做梦的能力（le pouvoir de rêver）

神经生理学[①]在三十几年前就证明睡眠并不是一种不变状态。在某些时刻，睡眠变得更深，并伴随一些眼球运动。如今这些周期被命名为 REM（*Rapid Eye Movement*，快速眼球运动）而为大众所熟知，它们的特征表现为一种姿态的松弛和剧烈的大脑活动，后者类似于醒觉（veille）时的大脑活动。

从这些观察到的事实出发，人们已经在严谨的神经生理学之外跨越了一个阶段。如果人们在这些周期间叫醒一个睡眠者，那么他就能够很细致地讲述出许多梦境（rêve）。米歇尔·儒韦[②]对此得出的结论是，深度睡眠（sommeil profond）能够出现做梦的一个特别环境。他将身体和大脑的这种特殊状态命名为"异相睡眠"。之所以谓之异相，因为梦的阶段（le temps du rêve），一方面是以对于外部世界来说更为彻底的隔绝和睡眠的深化为标志，另一方面则是以一种皮层的激活为标志，它与醒觉状态时的激活相似。因此，我睡得越好，梦做得就越多（mieux je dors, plus je rêve）；我睡得越沉，人也越清醒（mieux je suis endor-

---

① 米歇尔·儒韦（Michel Jouvet），《睡眠和梦》（*Le sommeil et le rêve*），奥迪勒·雅科伯（Odile Jacob）出版商，1992 年。克劳德·德布鲁（Claude Debru），《梦的神经哲学》（*Neurophilosophie du rêve*），赫尔曼（Hermann）出版社，科学与艺术出版社（éditeurs des sciences et des arts），1990 年。

② 米歇尔·儒韦（Michel Jouvet, 1925—）法国神经生物学家，被视为催眠学的先驱之一。——译注

2

mi, plus je suis éveillé)。

　　但是这些发现能够在哪些方面涉及到对催眠的理解呢？我们对在一次催眠中所发生的事情作普通的观察就可以回答这个问题。因为人们观察到，一方面身体处于静止不动，除了治疗师的声音之外，它对外界的所有刺激都没有反应，另一方面被观察的对象对于发生在其身上或为其而发生的一切有着非常活跃的关注力，这与一种想象剧增的可能性有关。难道我们面对的不是一种对照吗？它与梦的阶段的对比并不是没有相似之处。而且，对外部世界闭绝并且具有睡眠者的那些标志的，我越是与所有输入的刺激隔绝，就越能够产生被称之为梦的现象，也即与真实的客体（des objets réels）无关。因此，显然，那是一种肌肉与姿态的松弛和一种激烈的大脑活动在这种状态下的相结合。催眠不再必须用表示睡眠的那个单词来进行指明，或者我们应该注意到这仍然是一种睡眠的异相形式，因为这个被观察的对象并没有处于沉睡状态，即使他看上去很像，并且我们也应该注意到某些为醒觉状态所固有的形式在此中取得了一种特有的强度。因为催眠发生在醒觉期（le temps de la veille），并且与治疗师之间建立的对话以醒觉状态为前提，所以将催眠命名为"异相醒觉"会更为可取。正如因为睡眠变得更深，并且它的标志为醒觉状态的大脑皮层活动，所以我们将之称为"异相"。催眠也同样可以被称为"异相醒觉"，因为身体是在这种状态中以睡眠的那些特征来呈现的，并且那些醒觉的特征就像我们将会看到的那样，在这种状

3

态中表现得更为有力和充分。

神经生理学是否会来确认这样一个词？我们得承认关于这一领域的研究在当前并不怎么先进。这些成果之所以微薄，其责任很可能首先应归咎于起始的假设。因为催眠曾在很长时间里被认为是一种睡眠的形式，所以人们想要对此进行验证，结果当然是徒劳无功。因为这在之后似乎被证明是截然相反的。"自第二次世界大战前便始于美国的"一些脑电描技法(électro-encéphalographie)的研究，"已经表明普通睡眠的那些脑电轨迹和催眠时的睡眠的脑电轨迹并不吻合"。[①] 此外，为了证明异相醒觉的假设，某些研究能够包含一条指示。切尔托克和克拉马尔斯(P. Kramarz)做过一些关于催眠状态对象的记录，从而得出结论："在大部分被催眠对象身上，催眠没有改变轨迹。但是在某些对象身上，我们发现了一些轨迹，其解释不是单义的。我们注意到了一些电子图像能够暗示低意识状态或高意识状态(l'état de conscience en *hypo* ou en *hyper*)的一些改变(modifications)：轨迹的放缓展现了一种预睡眠(présommeil)；α波活动的去同步，眼电伪迹[②]的加剧暗示一种

---

① 莱昂·切尔托克，《催眠和暗示》(*Hypnose et suggestion*)，"我知道什么？"(*Que sais-je ?*)丛书，法国大学出版社(PUF)，1989年，第54页。

② 目前盛行美国用于治疗精神创伤的 EMDR(眼动脱敏与再加工)(*Eye Mouvement Desensitization and Reprocessing*)治疗方法，根据眼球运动，能够在异相睡眠和催眠之间建立一种联系。这种方法是引导目光快速地左右移动。请参照载于《家庭医疗网络》(*The Family Therapy Networker*)的《好到难以是真的？》(*Too good to be true*)，11月/12月，1993年，第19—31页。

过度醒觉的状态(état hypervigile)"。[①] 如果不曾想努力获取这些实验的结果,是否就不可能认为高轨迹对应姿势无张力,低轨迹对应剧烈的大脑活动了呢? 重新开始进行这样的一些实验,并且这些轨迹能够与一次催眠进程中的那些特殊时刻联系起来,这些事情应该是可以实现的。相较普通的脑电图仪器,神经生理学现在拥有的仪器就更为尖端。或许将来某一天神经生理学将利用这些仪器,从这个学科的角度在一定程度上揭示异相醒觉的那些奥秘。

但是这个学科的协作对于我们而言并不是必要的。没有什么东西能阻止我们利用它的研究成果或它的那种方式,它就是那样把这些研究成果当作和我们的领域有关的一些现象的隐喻那样来进行引导。有时候由一门学科建构的一个模型可以用来思考另一门学科里的某些事情。关键在于划定各个领域的界限以及记下从一个领域到另一个领域所产生的那些突变。之所以米歇尔·儒韦能够成为一段时期的导师,那是因为他已经通过他的那些关于做梦的大胆假设,轻快却又在很了解情况的基础上跨越了神经生理学的那些严谨的边界。所以即使不是不谨慎,我们也能够无所顾忌地重新采用我们的比较。

大脑皮层的激活与专注的醒觉状态(la veille attentive)的激活相似,它与姿势无张力之间的对比并不是确定异相睡眠特征的唯一,并且对于支持异相醒觉的假设而言,它也不应该是唯一

---

① 莱昂·切尔托克,《催眠》,第 70 页。

的。为了使这两种状态的联系更为完整，我们必须考虑到的不仅是那些紧张征候（signe tonique）（持久的）和相性征候（signe phasique）（断续的）之间的区别，前者刚刚有所提及，后者如眼睛的快速运动，有时是手指的快速运动[1]，同样也需要考虑的就是对于这两者的实验来说必需的条件以及其感官性样态（modalités），也即安全和意识清楚。

如果我们将这些提到的征候全部编成索引，那么这些相似和差异就会显现得更加清楚：

——这是对于所造之梦的产生而言，在催眠下，梦可能以那些过去、现在和未来处境的景象存在，也就是说由空间、时间和状况的改变而产生与一些幻觉[2]相似的东西。正如那些梦是没有根据的那样，它们与外部世界的现实并不相符，异相醒觉的那些想像同样以一种虚构的形式展开。

——如果说异相睡眠为了使大脑活动完全具有内在的特征，切断了与输入的那些刺激的联系，那么异相醒觉在它这方面通过集中精力的方式（par la concentration）对一切来自外界能够对其产生干扰的事物关闭了大门。

——异相睡眠的时间长度和质量对于沉睡的个体能够享有

---

[1]　米歇尔·儒韦，《睡眠和梦》，第84页。

[2]　这条词语被米尔顿·H·艾瑞克森（Milton H Erickson）在他的催眠实验中不断提到（尤其请参考《米尔顿·H·艾瑞克森的催眠论文集》（*The collected Papers of Milton H Erickson on Hypnosis*），第一卷，由厄内斯特·L·罗西（Ernest L Rossi）编辑，欧文出版社（Irving Publishers），1980年）。我们将会进一步看到消除其模糊暧昧的必要性。

的安全而言是密切相关的①；异相醒觉为了能够得以建立，它自己也以一个宁静、平和和舒适的环境为前提。

——"一个做梦的人是无法移动的，但是他能够动眼睛和手指。所以这就有可能将电极固定在食指的蚓状肌上，并对一个清醒的做梦者(rêveur lucide)给出移动食指的指令，食指动一次、两次、三次，意味着：是的，我知道我在做梦，而且我用动手指告诉您我在做梦"。② 不过催眠治疗师们按照相同意义使用他们命名为观念运动征候(signes idéo-moteurs)的东西。人们能够在催眠之下通过手指运动把"是"、"不是"、"可能"这些回答编成代码，并且在研究中做如此导向。即使在异相醒觉的状态中这些运动可以更为复杂，并且即使张力缺乏状态通常甚至达到强直性昏厥——后者也表现在异相睡眠状态中③——，这都不该忘记着重指出，实验人员自己也是在这种情况下参与异相睡眠的。因此，人们不能够借口催眠师的存在而拒绝承认异相睡眠

① 异相睡眠必须由一个睡眠的预先阶段来酝酿。它的前提是不再有任何来自捕食性动物的危险，并且机体的那些需求都得到满足。参考米歇尔·儒韦，《睡眠和梦》，第85页。

② 米歇尔·儒韦，《突触》(Synapse)，1992年9月，第29页。

③ "梦只在经过大量安全系统的验证之后才是可能的：这项保护看起来是非常合适的，因为梦会引起苏醒的可能性大量增加，而且还伴随着一种几乎完全的麻痹。耳聋，眼盲并且麻痹的动物变得十分脆弱：只有当处于安全状态下，它才可以做梦"(米歇尔·儒韦，《睡眠和梦》，第86页)。厄内斯特·L·罗西(Rossi E. L.)，《催眠和亚昼夜短期循环——催眠的新形态理论》(Hypnosis and ultradian cycles：A new state(s) theory of hypnosis)，载于《美国临床催眠期刊(1982年)》(American Journal of Clinical Hypnosis)，25期，第21—32页，他提出了快速动眼期和亚昼夜短期循环的相似性，后者有利于促成催眠。

和异相醒觉之间的相似之处。尤其是因为当催眠被实施了一段时间的时候,催眠的维持不再需要催眠师的干预(这就是在我们称之为自我催眠(auto-hypnose)时的情况)。

——当人们在梦中确信没有做梦之时,"这是一种反省意识(conscience réflexive),因为我们能够思考是否在做梦。梦的意识(conscience onirique)与受幻觉所困但却醒着的实验对象(le sujet éveillé)的意识相似。由位于脑干的一种内在系统引发的梦意象或幻觉意象被认为是现实,即使它是虚构的"。[①] 意识不灭且变得善于观察——患者们很惊讶,他们认为当时并没有进入过催眠——这种意识可能具有一种相似的结构:它并不是感觉物体的一种自我的意识(conscience d'un moi),而是就如我们将进一步发现的那样,是先于外部世界的立场的一种人的纯粹述体的意识(conscience d'une instance)。

米歇尔·儒韦及其实验室的研究仍然面向其他很多观点开放。为了尝试理解异相睡眠以及梦的意义,一项实验装置"已经可以把行为的各种不同的序列和与之相伴随的大脑活动结合起来"。[②] 在脑桥里存在着一种姿势无张力的操控。它在异相睡眠时为了抑制运动机能而发生作用。如果我们对这种操控实施一种损害,那就会对运动机能解除抑制,那些梦到的意象因此就能够转变为动作姿势。这是一项精细棘手的操作,因为一方面

① 米歇尔·儒韦,《睡眠和梦》,第 131 页。
② 同上,第 92 页。

异相睡眠必须不被中断，另一方面在此中发生的一切在一些行为中必须是可定位的。在猫身上实施的各种实验已经得出以下结论：

在一个缓慢睡眠（sommeil lent）的阶段之后，异相睡眠的大脑皮层开始激活，PGO（脑桥—膝状体—枕叶）活动突然发生，在这个阶段期间，姿势张力几乎可以被消除。这只猫突然抬起头，而原先它是睡在地面上处于一种无张力状态。这组在空间里的头部的定向系列始终先于一些刻板行为（comportements stéréotypés），人们能够试图将这些行为分成好几组系列。在梦最初时的探察顺序从视觉探察开始：猫似乎用头和眼睛在追逐某个在它前面的空间里移动的想像中的目标。然而，猫并不是真的看到：我们通过尝试各种刺激从而对此得以确认，这些刺激均没有引起任何追逐的反应。然后，这只猫在笼子里走动，就好像它想要搜索这个地方。在其他时间，所采取的姿势则展现了接近猎物的行为：这只猫表现出的行为就好像它面对着一只老鼠；它慢慢前行，头绷紧向前低下，追逐那只想象中的猎物。有时候，这只猫采取具有潜伏特征的姿态：几乎静止不动，其中一只前爪可以做到轻轻抬起。

另一个表现出来的梦的行为就是梳理皮毛的行为：猫表现出似乎在舔爪子和梳理侧腹的毛发。但是这只猫同样也能够舔舐笼子和地面的隔板。在这种情况下，这个行为表现了口渴的行为。在任何情况下,这种舔舐行为都并不引向一个目的:如果在猫醒的时候,我们将一块胶布贴在它的皮毛上,它就会为了拿掉这块胶布而不停地舔毛;相反,这几组梦中的舔舐行为绝不是指向这方面。

人们也可以观察到一些进攻行为,它们主要表现为两方面:首先是捕食性攻击,这些行为的特征是朝着一个想像中的目标方向,用爪子向前单击或重复击打……第二个敌对行为是咄咄逼人的进攻,它也表现为爪子的出击通常朝向空间,而耳朵向后放低,嘴巴张开准备撕咬。这只猫让人觉得它在与一个想像中的敌人打斗。[1]

这些实验是决定性的,并且会关系到异相醒觉,因为它们将最为奥秘的内部和表现在外部的全部行为联系了起来。因为一个梦里的那些系列片段可能是预示一个物种(espèce)行为的那些碎片,并且沉睡的个体要重新经历这个程序(programme)。此外,似乎这个程序根据每个动物都会有详细说明,并且似乎因此做梦的能力在一种物种中是个体间变量的载体,虽然这些特有的方式和醒着的行为(comportement éveillé)之间并没有建立起联系。

从这些实验出发,米歇尔·儒韦并非没有意识到它们的局限之处,他已经能够发表"假设,说异相睡眠的众项功能之一就

---

[1]　米歇尔·儒韦,《睡眠和梦》,第 92—94 页。

是重复给大脑编程。这项程序编制(它可以与内源性基因学习(apprentissage endogène génétique)进行比较)会强化或抹去突然出现在醒着状态(l'éveil)期间的后生[①]学习(apprentissage épigénétique)的那些痕迹……按照这个假设[②],周期性的梦的活动意味着那些无意识反应的重复的程序编制,这些无意识反应是构成一些观察对象的人格及其行为的个体间差异的原因,这些对象都置身于相同环境情况下"。[③]

之所以这样一个假设能够得以表述,是因为参照了前面所描述的那些实验。但是也鉴于一个由神经生理学正式建立的重要事实:那些支配异相睡眠的机制完全是内生的。这意味着这些机制丝毫不由来自脑部的外界所提供,又或者说,在异相睡眠中被人为启动的驱动顺序并没有受到感官刺激的诱导。[④] 大脑拥有其固有的能量,它不期待任何外在来源的能量。因此做梦的能力(capacité de rêver)在身体进程中,或在白天的剩余时间

---

① 遗传学的东西(le génétique)与基因组有关,表观遗传学的(l'épigénétique)则与个体的历史有关。

② 米歇尔·儒韦明确指出了那些有待避开的混淆:"关于在做梦期间一种个性的重复编程的这个假设没有得到科学知识界的重视。自里博(Ribot)所做的那些夸张言词以来,心理遗传性(l'hérédité psychologique)没有得到充分的理解。目前的信条是心理特征取决于文化环境,以及通过改变文化环境人们可以让一个人得到'改善'。一旦人们谈论心理遗传性,个性,人们就会想到关于智力、智商、社会阶层等等的那些陈年争论。这与我的假设没有任何关系。"(《睡眠和梦》,第 25 页)。

③ 同上,第 141—142 页。

④ 同上,第 98 页。

里,永远不具有它的动力。很可能我们的梦的内容来自于感觉、认知、回忆,人们在醒觉状态的时候体验到这些东西,并用记忆将它们储存下来。但是我们要避免将能够被表达在一个故事中的我们的梦的内容与做梦的能力以及梦的发生相混淆,后两者是大脑的某种状态的结果。这种能力是做梦的可能性,它对于任何一个可能发生的梦而言是一种有关功能的前提条件。也就是对于人来说,神经发生(neurogenèse)在第三个月一被中断,"真正的异相睡眠就会出现"[1];大脑将能够制造出一些梦。

具有造梦能力的这个系统在出生后几个月便发展到极致,并且之后将不会再有所变化,那么这是个什么系统呢?对于任何一个可能发生的梦而言,它就像一种前提条件那样存在并且将存在于整个生命期间。但是它属于哪一种范畴呢?根据儒韦的假设,就像我们刚刚所看到的那样,梦会表现出一些特征,它们不仅明确表现这个物种的特点,也确定这个物种中每个个体的特点,并且这个梦能够再次让它们活跃起来。这套程序编制"能够被视为一种内源性基因学习",如果这些特征与遗传学的东西能相兼容,那么它的结果是强化或在相反的情况下消除后生学习,这个后生学习也即是历史的,突然发生在醒着状态期间。

从两个角度来看,在思考这条假设的同时,我们也有可能解除这条假设。首先,神经发生在出生后几个月停止,这似乎并不

①　米歇尔·儒韦,《睡眠和梦》,第 23 页。

明显,即使基因组仍然没有发生变化。今天,一些神经胚胎学家认为,"严谨的决定论的那部分相对于后生说部分 (la part épigénétique)而言越是受到限制,神经系统的那个结构也就越是感觉与那些个体的历史关系密切",尤其是因为那些"发育基因"(gènes de développement)的存在。虽然表观遗传学的东西不能改变遗传学的东西,但它能够被纳入到大脑问题这个本身之中。①

其次,现在是时候将生物学家们的领域的特异性留给他们了。他们给我们稍稍开辟了一条我们将能够采摘到一些果实的道路。因为最关系到我们对于异相醒觉的理解的是对于一个中枢的确认,这条中枢区别于发生在历史(histoire)中的却又奠定它的那些东西。做梦的能力对于其本身是封闭的,同时在它那些动作的机能(son fonctionnement des actions)中又是单独的,然而这些动作的机能从头至尾都是由它所决定的。它构成我们的变化(devenir),即使这个变化可能让它经受某些改变,对于其中一些改变来说是可逆的,而对于其他一些来说是不可逆的。

真没想到我们的动作是由与遗传有关的东西,又名"做梦"的能力来决定的,这并不意味着一切都是事先注定,并不是说决定论已经奏响凯歌,即一切都服从于先前性原则(le principe de l'antériorité):这就可能是采纳表观遗传学的、历史的以及有效实现的观点。相反这就是说我们从先前性转入到潜在性

---

① 阿兰·普罗希昂茨,《大脑的构造》,第 78 页。

（potentialité），任何潜在性都在那里，造就这个历史的那份潜在能力（puissance）很可能受到限制——因为我们既不是神，也不是亡灵——但是它仍然以初生态的样子受到我们的支配，来再次制造不真实的事情或使其成形。之所以这个能力受到限制，这是因为它在这种情况下对于一个物种和一个人而言是特定的，它并不是不变的，并且还较少衰竭：它让我们能够利用它对我们的生活进行构成、赋予形式和进行重建。

梦的功能（fonction du rêve）是由一个重复的过程来表现的；然而，重复性关系到的并不是生命的那头几年，而是每个人所特有的那个无法进入的地方（他通过遗传获得并已经对其稍作改变），是那份对本身封闭的力量（由神经中枢系统来操作），这个力量使其不同于其他所有人类。一个对比在两种观点之间形成。之所以一切都表现在五岁，那是因为这个历史本身以及尤其是其最初阶段决定了生命的进程，重复性无法追溯得更远，因而除了再次激活在这段时期内习得的行为之外也无法再有其他作为。这里不会出现什么新的东西：这个过程按照在受社会环境的影响下最初就已建立起来的那些模型，不停地重新开始。在对于异相睡眠所提出的假设中——并且因此也是对于治疗中的异相醒觉而言——，它不会是这样的。因为异相睡眠以及现在的异相醒觉重新恢复做梦的能力，也就是说，这两者都重新获得且都在自己身上唤醒构成其特点并对其起到区别作用的那个潜在力量，在梦里重复的那个个体总是会被带回到在其历史之内对其而言最为特殊的情况中，也是对其适宜的那个情况，也就

14

是带回到他将重新找到所有遗传可能性的那个地方，并且这个遗传在其身上已个体化。梦通过其本质和能力，会令人在这个历史之外发生一次突变，并且因此使得每个人都有了让其显得独特并区别于任何他者的任务使命。在这种情况下，得益于这种恢复，重复将会是每天夜晚一次更新的运气，因此完全与一种已然过去的命运相反。人的这种构成力量（force constituante），与遗传的东西相似，通过梦的效力，将总是会在那里，把我们从在曾经的经历里所经受的那些曲解和创伤中解脱出来。

　　然而，从这个角度看来，梦不再是一种脱离于世界之外的逃避。正好相反，就像完完全全在重复猫的行为教程的那只猫咪那样，它形成了我们与物质世界内的现实（réalité intramondaine）之间的联系。它一直都对此有所预期（anticiper），因为我们只有从我们的存在出发，通过把我们的独特性和差异性都确定作为任何思想和行为的前提条件，才能够正确地理解它。我们应该把它让我们重新恢复的做梦能力看待为全部可能的未来，后者是我们的生命始终都将应该展现之所在。它并不在这个历史（histoire）之中，它作为一种虚构故事（histoire）的能力，是这个历史的驱动者，是"储存那些可能性的储藏库"①，并且正因为此，它是一种能力。它不是一种无限的能力，因为这是在人身上被个体化的人类的能力，它是这个人的一种永远的构成能力（pouvoir constituant），它始终处于成长期并且始终受到我们

---

　　① 米尔顿·H·艾瑞克森的语言表达。

的支配。这是一种以我们最为特有的方式来理解和改造世界的能力。因为梦在本质上与将我们置于生存之中的力量联系在一起，它可以是思维和行为的状态，是这两者的母体。①

当然，若是没有这个历史，这种能力就没有任何意义，也就是说，没有这个历史，它就不具有任何现实。就操作性来说，做梦的能力排第一位，但就现实来说，它就排第二位了。这是因为做梦的能力准许产生那种特殊的梦，它才进入到人类的生命中。如果不存在任何感觉器官的、情感的、感知的或者认知方面的数据来与这种能力相交汇，那么一个梦就绝无可能发生；梦就不会有任何内容，因而也根本不会有梦。反正，依据这条假设，梦可能会对"迭代遗传编程"（programmation itérative génétique）具有决定性影响，这条假设导致了一种观点的颠覆：通过感觉（sensations），感知（perceptions）或思维来造梦的并不是与他者或与世界的联系，而正是做梦本身转向求助于他者和这个世界，以求寻找为了表现自己所需要的东西。治疗结果就是：如果"人被梦到了"，如果"让我们每个人与众不同的正是梦"②，如果存在是由

---

① "这些解释阐述，完全就像是异相睡眠优先于其他那些醒觉状态（vigilance），它们启发了一种推测，这是作出这些阐述的作者自己所未曾考虑过的。我拿这个推测用来试炼，就是为了引发对它的评论考证：思维可能产生于梦，梦可以是思维的母体，只要它是真实感受的一种幻觉的重复"（克劳德·德布鲁，《梦的神经哲学》，第330页）。最后一句话的前半部分依循的是儒韦的那条基本假设的含义，但后半部分就完全不是了。梦并不重复真实感受，因为正是梦给这种感受赋予形式。

② 米歇尔·儒韦，《睡眠和梦》，第59页。

梦来赋予形式，并且如果我们想要改变存在，那么关键就在于深入了解梦的潜在核心力量。这将是催眠状态，现在也被称为异相醒觉状态的特有之处。

为了更好地说明一种神经学模式是如何能够作为一个梦的概念的论据基础以及这个梦的概念又是如何能够作为一种治疗程序的基础，回顾一下弗洛伊德精神分析的这个案例是很有裨益的。例如产生于**梦科学**末期的精神分析仪。我们知道像这样得到过弗洛伊德承认的这个假想①，它与在《精神分析概要》(*l'Esquisse*)中所阐述的神经学模式紧密相关。书里说到 *psy* 神经元会接收来自 *phi* 神经元的能量。因为这个能量来到外界的 *psy* 神经元，这些神经元来自体部(le somatique)或周围环境(le monde environnant)，所以如果这个能量变得太过强烈，这些 *psy* 神经元就有可能被它完全占据。因此，这就必须以一种抑制系统为前提，这是一种诱导系统。因为 *psy* 系统必须要不停地自我防御或自我抵抗，并且为此而自我封闭。关于压抑(la censure 和 le refoulement)的假想由此而来，它将这个精神现象引向唯我论，还有设想相异性的难点或不可能也由此而来。随之而来的梦的概念就应该强调收缩或退化，从而能够将此作为一种幼儿期性欲的表现。从这一点出发，因此整个精神分析学就会寻

① 儒韦的这条假设也是一种假想。但是一方面它是根据神经生理学目前的那些研究所建立起来的，另一方面我们对它感兴趣是因为它令我们可以对梦产生不同的影响。

找以往那些神经官能症的原因——在那五年期间,这个命运板上钉钉——并且就只在意识的获得(la prise de conscience)上找到它们的解决办法。

就像弗洛伊德学说方面最权威的行家让·拉普朗什(Jean Laplanche)说得那样:"精神分析学[……]是一种'简要的'阐述。这是**按照历史地**进行缩减,自相矛盾的地方就是从一些如此有限的过往的阶段出发,从儿童时期,婴幼儿时期出发,想要对一个个体的遭遇进行全部解读。[……]这是在**价值层面**的缩减[……]因为精神分析学阐述,并且从本义上讲,是用一些少得可怜的因素,到最后总是用同样的那些要素,以及通过一个动因,这个动因可能会非常一致地是快乐的获得或是威吓,来'分析'情结(le complexe)、被发展的东西(l'évolué)、'更高级的东西'(le 'supérieur')。"他继续说道:"如果没有一处地方有新的东西,那么治疗中为什么会有新的东西呢?"①所有这些都直接来自于由弗洛伊德创立的神经学模式。当然,这个模式不会失去价值,但这是因为它的创立和发展超越了任何一个实验的范围。然而,这正是在如今提出的假设下,用完全不同的措辞提出的关于新事物(le nouveau)的这个问题。这里,新事物来自于梦的能力的回归,后者稍后将以建构世界的能力形式显现出来。它并不是让我们追溯过往,甚至是最为久远的事情;它是把现时中的我们重新引向自身的那种构成力量,这种能力与行为和动作的

————————————

① 《升华作用》(*La sublimation*),法国大学出版社,1980年,第123、125页。

所有形式有着无法割裂的关系。

作为一种阐述，并且这根本不是为了用一种治疗的成功来引人注目，因为所有的技术方法都有其成功之处，在关于这条假设的其他一些可能的应用中，这里就有一种应用，根据假设，在异相醒觉状态下，做梦能力的恢复可能可以在生命中产生一些改变。对于一个曾经情路坎坷的人，我们会唤起他自我封闭的这个长期的困难，即不被他人背叛、保护自我、能够说不。在他身上，任何一段爱情关系都是依照吸引和被吸引的交替进行而富有节奏。而当几个月里，我教他独自集中注意力（我们通常命名为"自我催眠"），他说："我从来没有在休息时产生过虚空的片刻（le moment du vide）"。我请他专注于自己的呼吸，接着慢慢地走下楼梯。这样安静地过去了五到十分钟。那时他重新做了一个梦，梦见在地铁里有一条通往一个花园的斜坡。我建议他让梦继续。他在花园深处看到一座房子。我要求他走向那座房子。他做不到，因为房子周围是一片磁场。他是否能够继续注视那间房子而进行等待？花园没有人打理，杂草丛生。接着在经过一段很长的静默之后，他重新出现在那座房子里，房子很小，但是非常干净，这房子是为他而存在的。因为这片磁场的存在，其他人都无法进入其中。当结束异相醒觉状态之后，他把手放在嘴唇上："嘘，不要和任何人谈到这些，这所房子，它是个秘密。"在接下来的那一次中，他明确指出，在开始有这个变化时，夜里的梦有着两个细节：在花园深处，有一只抓挠他的黑猫，稍远处有一个女人在咬指甲。他没有说更多的事了，也不想再说得更多了。似乎夜里的这个梦在重复着他对一个女人的恐惧。白天的梦已经找到了解决办法。他曾经为了一种长期的抑郁跑来向我询诊。而自那天起，他从这种长期的抑郁压迫中解脱出来了。时隔一年多之后，他又来探望我；生活并非就步入坦途大道了，但是他没有倒下，他与他人的关系发生了改变，因为如今他就在那里，并自我感到有能力作出决定，因而也有能力自我保护。当他自我感觉不好的时候，他就回到他的那间屋子里重新找到他的力量。

如果催眠并不类似于异相睡眠，就像它在之前的情况中所显示得那样，如果催眠并不是一种异相醒觉，那么这样的一些关于梦的运演就不具有可能性了。然而，这些运演在催眠治疗师们的实践中已经变得很平常了。[①] 不过，并不是因为这些方法普通，所以它们才可能消除这个现象的独特之处。我们应该尝试一种解释。自古老的时代起，时至今日，我们能够提出的全部都是一种梦的诠释。不过这种诠释让我们摆脱做梦者的状态(l'état de rêveur)，从而使我们回到醒觉的意识(la conscience de la veille)。事情变得有所好转的同时，就有可能我们已发现了梦的意义，但是我们将自己从其动因中排除了。意识的获得给梦的发生增加了一种意义，它并不进入它具有的这个意义之中，

---

① 关于梦的运用，有一种类似的方法得到巴伯(J. Barber)的转述，《超人的案例》(le cas de Superman)，载于《情绪——精神学日志》(Nervure, Journal de psychiatrie)，第四册，1991年5月，第19—24页。

从而为了对梦的发生进行可能的改变。然而,在前面所提出的方法中所涉及的正是这点:改变梦的发生,使得可以轮到梦的发生来改变我们所有的那些物质世界内的行为。这是如何具有可能性的呢?

相较于理解人们能够在异相醒觉状态下做梦,异相醒觉和异相睡眠的类似性已经让人更为准确地理解人们能够在这两者的状态下做梦,因为人们对于异相睡眠下的做梦是很确信的。但是对于这两种情况下的梦的处理是截然不同的。在异相睡眠的状态中,人们经历了他们的那些梦;在异相醒觉的状态中,人们潜入那些梦中,并且期望这些梦愿意得到延续或发生改变。然而,如果人们记得在醒觉期间所进行的大量的研究工作通常在接下来的那些晚上找到一些独到的解决办法,那么这个对比就可能会变得模糊不清。通过在异相醒觉状态下重新做一个梦,人们带着醒觉时的那些未尽的意图回到那个梦里,在催眠疗法中,这些意图旨在对生命进行改变。因此,这些意图为了变成现实而另辟一条蹊径也就并不那么令人惊讶了。这些意图在它们渗透到了做梦的能力中这件事上发挥了效能,这个做梦能力就是人在其表现和行为中及其可能的执行中的构成能力。这种能力在得到重新激活的同时也重新具有了可能性,新事物就来自于此。

当梦没有成功地实施我们的那套特定的且个人的计划时,梦的能力并不存在问题,而仅仅是造梦所必需的那些作用的规则有问题,它们因偶然或训练而被忽视或走了样。因此,治疗将以教人学习或重新学习这些规则为使命。

2. 建构世界的能力 (le pouvoir de configurer le monde)[①]

如果通过对猫做的那些实验,异相睡眠并没有出现在我们的行为和态度的根源上,那么梦只是一次无动机事件,它与我们唯一的精神装置内的生命有关,并且我们无法将这个能力与醒着的个体(individu éveillé)的存在相关联。因为事实并非如此,所以现在我们应该思考我们在醒觉期间是否并不具有一种与做梦的能力相似的能力。

在过去数十年中,所进行的一些研究[②]已经表明,婴儿从出生起就可以区分所有呈现给他的东西。因此,婴儿在具备任何经历之前就天生具有一种能力来理解这个世界里的任何要素并对它们进行区分。他被赋予了一种初始的能力,并且随着成长,他将此付诸于现实态。

可是要怎么做才能让一个还不会说话的新生儿告诉我们他是怎样体验开启的生命之旅呢? 为了回答这个问题,研究人员们利用了一个现象,就是婴儿(nourrisson)会经受"一种'醒觉惰性状态(inactivité vigile)'[③],在这个状态期间,他们外表显得安

---

① "人是世界的建构者"(L'homme configurateur de monde)是海德格尔在《形而上学的基本概念》(les concepts fondamentaux de la métaphysique)中的一句核心表达,伽利玛(Gallimard)出版社,1992 年。

② 丹尼尔·斯特恩(Danie N. Stern),《婴儿的人际世界》(Le monde inter-personnel du nourrisson),法国大学出版社,1989 年。

③ 法语译文为"inactivité alerte"大概是因为英语文本用的是"alert"。

静且警觉,并且好像对外界发生的那些事情表现出兴趣"。① 这个状态在醒着状态阶段(la période de l'éveil)可以持续数分钟。儿童不再像是无意识地对内部和外部的一些刺激作出反应,就好像那些根本需求留给他少许闲暇片刻,在这期间,他能够在有意识的肌肉组织的支配下重复某些动作。自出生起,三个行为能够当作那几个问题的答案:头的转动方向,吮吸以及目光这几个行为。

新生儿没有力量将头部保持直立状态。但是如果我们把他仰放,他就能够左右转头。"麦克法兰(MacFarlane)曾经把出生三天的新生儿们仰放,并在他们头部的一侧放上一团浸润过孩子母亲乳汁的棉花球。在头的另一侧,他放了一团浸润过其他母亲乳汁的棉球。结果无论他把这些棉球放到哪一侧,这些新生儿们必然都把头转向了与自己母亲相对应的那团棉球。头部的转动方向使得马克法兰获得了一个肯定的答案:婴儿有能力辨识自己母亲母乳的气味"。② 因此,从出生起,这个小人就拥有一套构造,使他能够进行辨别和选择;他的反应并不总是反射作用之类。他根据一种联系作出区别和自我区别。他并不能与他的母亲联系在一起,他是在其他母亲中更喜欢这一位。即使他的这份偏好受到经验驱使,我们会说是条件反射,需要我们考虑的最主要的部分是,他有能力选择更为喜欢的东西。他也不

---

① 丹尼尔·斯特恩,《婴儿的人际世界》,第 59 页。
② 同上,第 59—60 页。

会让他所需要的另一个人产生错觉，他在现实中对此进行指定。

吮吸同样也是新生儿具有的那些可观察到且重复性的行为之一。他们没有停止过吮吸行为，甚至在他们并不进食的时候，例如在醒觉惰性状态的时期也是如此。"我们能够很容易通过教婴儿吮吸来做一件事情。只需把一只安抚奶嘴放到婴儿嘴里，奶嘴的橡皮奶头里安装一部电子装置——内部的压力传感器。这样东西控制着一部录音机或投影仪的启动，使得当婴儿以某种节奏吮吸的时候，录音机不会停下来或者新的幻灯片能够投影上去。如此，婴儿通过保持一定的吮吸节奏，控制他的所见所闻"。[1] 这样我们已经能够观察到，与其他相同高度和强度的声音相比，婴儿们对人类的声音更感兴趣。还有的证明就是他们有能力进行辨别和选择，并且他们的判断优先倾向于与人类的联系。

第三个系列的实验针对的是目光。新生儿们以合适的焦距来正确地看事物，并且他们具有可以视觉定影和跟踪的反射。但是当两样刺激物同时存在时，他们也有能力选择他们注意的对象。"例如，当我们在婴儿的一侧拿出一幅对称的图片，左右是镜像映射的图像，而在另一侧，同样的图片翻转横放，使映射的两部分图像成上下放置，婴儿盯着看左右放置的图片的时间会比看上下放置的图片更久。我们由此可以得出结论，相比于在水平面中的对称，婴儿们更喜欢在垂直面中具有人类形象特

----

[1]　丹尼尔·斯特恩，《婴儿的人际世界》，第60页。

征的对称"。① 同样地,有些孩子可以区分笑脸和惊讶的脸,这显示出他们受到好奇心的驱使:注意力随着相同式样的东西的反复出现而减弱,随着新事物的出现而增加。婴儿更喜欢新鲜事物。从出生起他就只想着学习新事物。

上世纪 70 年代末,关于婴儿的学习过程的发现更有魅力。他是如何有能力把他对世界的那些理解连接起来的? 直到那时,通过假设成年人发生的情况相对于婴儿而言来进行推测,人们那时认为婴幼儿首先应该是观察一个物体,然后进行触摸,或者应该是观察一个人,然后听到他的声音,全靠一种后来的综合活动,才能够明白这是同一个物体或同一个人。我们已经意识到事情并非如此,婴儿可以通过看而辨认出一个他曾经只触摸过的物体。

这就是由梅哲夫(Meltzoff)和鲍顿(Borton)所提出的实验证明。"他们用一条布蒙住出生三周的婴儿,并拿了两只不同的奶嘴中的任意一只给他们:一只奶嘴的橡皮奶头成球面,另一只在表面有一些凸起。在这些婴儿只能有时间好好地感觉一只奶嘴的橡皮奶头的情况下,研究人员把奶嘴从婴儿嘴里取下并放在另一只奶嘴旁边。人们拿掉那条绑带。在用眼睛很快地稍作比较之后,这些婴儿会更长久地盯着刚刚放在他们嘴里的那只奶嘴看"。② 随着年龄的增长,这种从触觉感官

---

① 丹尼尔·斯特恩,《婴儿的人际世界》,第 60 页。
② 同上,第 70 页。

方式到视觉感官方式的迁移得到改善并变得灵敏，但是这个重新做了很多次的实验表明，自出生起婴儿就具有一套核心系统，它与那些感觉过程无关[1]，但可以使婴儿在所触与所见之间建立起联系，并且实验还表明婴儿没有任何学习的需要来达成这个目标。

根据好些感官模态来看，这里对于检测形态而言确实如此的事情对于强度和时间而言也是一样。根据其他一些实验来看，婴儿们能够将一些声音强度和光线强度的程度进行匹配。"对于时间，搏动和节奏的那些特性来说"[2]也一样。又或者我们把婴儿放到两个人面前，其中一个人发出一些让人听不到的声音，而另一个人则发出让人听得到的声音，那么婴儿将会盯着后者看得更久一些。

依据这些事实，在关于弗洛伊德理论的证明方面，丹尼尔·

---

① 这些实验曾通常被拿来应用，并且实验的结果现在得以广泛接受，甚至在法国也是如此："感官系统之间关系的这种形式被冠以**通道间迁移**（transfert intermodal）一词而为人所知，尤其在关于一些知觉性能方面，这种形式就像形态、构造以及物质那样得到了感官的强调。它意味着除了每个系统的特异性之外，还存在着一种机体的核心能力，即它很早就赋予目标对象一个相同的意义，不管探查过这些对象的是什么样的系统。"更有甚者："这些实验进一步肯定了康奈尔大学的吉布森（J. J. Gibson）的理论，并且表明只有当婴儿们主动地而非被动地探索那些对象物时，他们才能够清晰地感知操控中的那些东西。所有这些结果给人以启发，就是关于对物件的感知而言，一些与感官系统无关的核心进程（processus centraux）对其带来的影响和每个感官系统的一些特殊进程所带来的影响是一样的"（阿莱特·斯特里（Arlette Streri），《当婴儿用手指看东西时》（Quand les nourrissons voient avec leurs doigts），载于《探索》（La Recherche），1994年2月，第211页）。

② 丹尼尔·斯特恩，《婴儿的人际世界》，第72页。

斯特恩能够具有一些自己的不同之处，因为自我与他者之间的未分化状态绝不是一定的，相应地，也就不需要假设一个我向思考（autisme）的阶段。发展主义并不显得更为适合理解婴儿的个人生活的特殊性。皮亚杰①（Piaget）及其他人曾经认为婴儿在进行了一定程度的探索并理解了探索得到的那些结果之后，他能够逐渐将这些结果进行领会掌握。换言之，他首先可能对一些孤立的事件或者一些局部的构造进行接触，然后他会把它们联系起来。② 相反，这里所引证的所有事实现象旨在表明婴儿有可能利用包含了各种探索的一种整体的组织进程（un processus organisateur global），并且同时对他们得到的那些结果进行领会掌握。

但是为什么弗洛伊德、皮亚杰以及他们的那些后继者们以这种方式来理解婴儿？这两者的理论只是会受某种"成人态"（adultomorphisme）的影响。对于弗洛伊德学说的信奉者们而言，因为婴儿无法产生自我意识，所以他只能生活在一种混沌状态；因为他是不独立的，并且不具有明显的社会生活，所以他只能是我向的（autiste）。对于皮亚杰学说的信奉者们来说，认知的发展重新采用了一套被我们文化中的常识所接纳的提纲，并且只需稍微变得将其复杂化一些即可。我们拥有着截然不同的感官（sens），一些给予我们信息的散在性的感觉器官方式

① 让·皮亚杰（Jean Piaget, 1896—1980），瑞士人，近代最有名的发展心理学家，他的认知发展理论成为这个学科的典范。——译注
② 丹尼尔·斯特恩，《婴儿的人际世界》，第 67 页。

（modalités sensorielles discrètes）。当我们接收到这些信息的时候，一种运筹机制便逐渐应运而生，在这些信息间建立起彼此的联系。

似乎这些理论中没有哪一个理论对现实进行了分析阐述。出生数天的婴儿可以用一种方式察知他刚刚用另一种方式所辨识的事物，这表明他同时运用统一法则和区分能力。这是一种确实可靠且名副其实的智力运演。他懂得将一种感官语言翻译成所有可能的感官语言，这意味着他不仅熟悉所有的感官语言，而且还懂得将一种语言转换成任意其他一种的规则。

我们应该再深入一些。婴儿能够用视觉辨认出他之前用触摸所认识的事物，在这点得以证明的情况下，视觉和触摸之间的差别却还没有得到论证。研究人员只是以我们区分五种感官的文化习惯进行研究。难道我们不应该从这些关于新生儿的实验中推断出这个区分是随意的吗？为什么不在五种感官中增加其他的一些感觉来体验强度或节奏、冷热、凉爽或湿度、重量和轻巧以及其他？有了对这种随意性的发现，婴儿并没有意识到这种随意性，我们就能够使我们的坐标体系变得灵活并且能够深入了解某个环境的一个实验，在这个世界（le monde）里，那些对应（les correspondances）会优先于分离（les séparations）。对应：这个词通常重复出现在丹尼尔·斯特恩笔下，最终被波德莱尔（Baudelaire）所引用。[1]

---

[1] 波德莱尔在诗中所引用的这个词被译为"通感"。——译注

28

如果事情就是这样,人类起源的问题就有所不同了。婴儿对于知识和意识绝不是一无所知,因为他能够理解那些感官数据,并对它们进行辨识和整理。这并不意味着就不存在变化。但是这个变化并不是由一个极端到另一个极端,从混淆到区分,而是由从一开始就都存在的那些机能的发展所形成。即使研究人员所做的这些实验只考虑到极小部分的婴儿的存在,这些实验也表明婴儿具有一种既整体又统一的认识能力,并且他可以确定他的兴趣。它们也显示了婴儿是一个构造完美的人,即便他还没有完全完成发育。

语言机能和思考能力的获得,其必然结果是疏离静物,虽然这种能力的获得标志着一种突变,但是这种突变是以一种存在于世界的方式得以形成,这种方式对于我们所有的活动而言仍然是隐蔽的,即便这种突变被掩盖了。采用一种唯一的感觉器官方式而放弃感知原则(le principe de la perception),这就是重新发现我们与对象的联系(notre relation à l'objet)的背景。婴儿不能成为旁观者,因为如果没有用事物使他产生反应,他是不会看,听,摸,闻的。因为他还没有思考能力,他无法自我对象化,所以把世界对象化。他作为一个角色被包含在他所理解的那部分世界中,他既是选择的施动者,也是选择的对象,他参与(participer)其中,就像列维—布留尔(Lévy Bruhl)[1]关于那些被称为

---

① 列维-布留尔(1857—1939),法国社会学家、哲学家、民族学家,法国社会学年鉴派的重要成员。——译注

原始之人所说的那样。那些东西还不是对象，因为他只在那一刻以及他把自己区别于物件的时候才对它们进行辨别。但是他不能让这些提出的和额外提出的物品脱离于他；他需要建立起与它们之间的对应联系。如果他再也不尽力让自己关注于此，那么他的兴趣就会逐渐降低。对于他正在进行区分的对象，他是无法变得漠不关心的。

一个精巧的实验证明了婴儿是如何包含在一段人际关系里的：

几位母亲和她们出生 6 到 12 周的宝宝们分别处于不同的房间，通过一个双闭路控制的电视来对彼此互相影响。每一方在大屏幕上直接看到和听到另一方的形象和声音，建立起一种恰当的视觉接触。只要视频画面打开直播，这个系统就可以让互动正常进行：婴儿们紧紧盯着他们的母亲，嘴巴松开，眼睛轻微张开并释放出一些其他的兴趣信号。直播互动的第一个片段作为监测的状况。它被录在一段视频磁带上；母亲的那段磁带被倒回去并迅速地重新在婴儿室的屏幕上放映。第二个片段（录播）作为实验状况。虽然这些婴儿们在这两种情况中所见和所闻都是完全一样——同一个母亲，相同的动作，相同的情感表现——，他们的反应却戏剧性地有所不同。在试验情况里，那些之前开心了一会儿的婴儿们在那时表现出一些苦恼的迹象：他们把视线从母亲的画面移开，皱起眉头，表情扭曲并摆弄衣服（最后的一个监测表现证实宝宝们并不只是简单地因这个状况本身感到厌烦）。在录播片段播放期间，这些观察对象的苦恼明显是由于在其母亲的反应和他们的反应之间的某种不协调方式所产生的。①

在这两大角色之间，协调不再，因为相互性不再存在，并且每个反应没有引起一个相对应的反应（une réponse correspondante）。对于婴儿而言，在他之外的东西不可以固定不变。如果他面前存在动作，那么他就应该开始做动作。但是相反，如果他做出行动了，那么这个世界就应该回馈他一条纳入了他自己的改变的信息。他的苦恼来自于他完全无法任由一些没有反应的图像在他面前发生；他无法做一个事不关己的观看者。他对于对他产生影响的事必须起到作用。

例如，这就是为什么模仿的概念②用来分析婴儿和他周围事物之间发生的事情是不够的。首先，并不只是孩子在模仿大人，因为在与婴儿的对话中，我们经常看到，相反是成人在模仿婴儿，他们模仿婴儿作出的动作或发出的声音。其次，婴儿虽然喜欢展现给他看的事物不断重复，但是如果事物没有根据他的反应发生一些改变，那么他就不会保持长久的兴趣。斯特恩对

---

① 实验由林妮·穆雷（Lynne Murray）所设想，被乌瑞克·奈瑟尔（Ulric Neisser）引用在《五种自我认知》（Five Kinds of Self-Knowledge），载于《哲学心理学》（Philosophical Psychlology），1988 年，1，35—39，第 10 页。

② 丹尼尔·斯特恩，《婴儿的人际世界》，第 181—190 页。

于婴儿的情绪状态所命名的东西,并且它当然表现在婴儿的行为之中,它指导着成人可以在重复的那些相同片断中作出一些修改。在这两方面,成人和孩子之间,根据属于这些角色中任意一方所特有的方式进行再现,如果这个过程不包含再现(reproduit)东西的一部分重新创造,那么就绝无模仿。

我们刚刚依次开始研究婴儿与外界实体(la nature extérieur)以及人的联系。对婴儿而言,就像对我们的情况一样,可能在这两种联系的形式之间并不存在一种根本区别或断裂。由于婴儿还没有获得语言机能以及严格意义上的思考能力,比起把五种感官区分开来,他也并没有更能够将事物和人明显区分开来。对于他的体验来说,最重要的就是动作和反应的持续活动。他关心的并不是事物不具有感觉或自我思考的能力,而人则相反。对他而言,那些无生命物体,动物和人类之间存在着一种连续性,因为借助这些所有的东西,他可能以不同的方式开始产生动作和反应。正是我们看、听、摸、闻却不把自己包含在内或者对我们的参与方式不予怀疑的习惯和可能性,使得我们可以在这些不同的关系之间建立起一些根本的不均一性。就严格意义来讲的感知领域或思考领域在婴儿所局限的这种联系的原始形式上继续显现出来。我们通常承认我们与人的关系建立在许多隐言之上,而这些隐言向他人以及我们自己揭开了我们的面纱。我们更难以意识到的是,即使这些对应的活动变得如此萎缩,它在我们的生命里依然是处于工作状态中的。这有很大部分是由于我们的文明倾向于把人类作为一个一成不变的对象来观察,而人类的身体和思想却是处在不停地运动之中,其静止状态与特定观察的一个平衡瞬间相比绝对没有什么不同之处。

在这种实验情况下,我们可能会考虑个性化(individuation)问题是否存在于我们所习惯的那些关系中。在人类还未可能进行思考之前,也就是掌控自己的行为之前,个性化不会发生。然而,如果婴儿可以在他的世界里确立起区分和对应,那么他就不会因事物或他人而弄混淆。他就已然是一个人类个体,拥有属于自己的方法来自我确定和规范行为举止。但是他当然不是一个看着生活流逝却不对它和自己做改变的个体。他对他参与其中的事物进行区分,在这个行为中,他是个体的。也就是在一种实际且有效的能力里,这种能力就是在他所安排的某个环境(environnement)中限定他自己的位置。很可能一种一定的个性化是存在的,因为这种能力自出生起便表现出来了,但是只有在个性化被放置到他分享世界之时,这种个性化才被感受得到,并且在此意义上,它才是存在的。

根据三个要点(身体(le corps)、环境、人际间性格)搜集近几年来用于研究孩童的研究成果是很有帮助的。

就像我们借助超声波检查所能观察到的那样,胎儿已经通过获得躯体而得以表现出来,他的躯体就是形成的个体。比如,手和嘴之间产生的联系[①]并不能用反射或偶然性来解释;它必

---

① 菲利普·罗恰特(Philippe Rochat),《婴儿的手口协调:形态学、决定因素以及一种基本行为的早期发展》(Hand-Mouth Coordination in the （转下页注）

须以一种协调系统(un système de coordination)为前提,这个系统在出生时将具有更大的重要性用来处理那些吮吸活动。从最初的几周起,胎儿从一只手到另一只手依次触摸它的手指,然后用手触摸它的躯体、膝盖、脚、生殖器官。"明显的触摸探索使人想到一种已分化出来的触觉上的自我意识(self-awareness)很早便存在于生命之中。"同样,新生儿能够区分自己和其他新生儿的哭泣,这可以证明自出生起就存在一种自我的听觉标准。各种各样的实验让人隐约感到新生儿可能拥有一种与生俱来的身体构造。[1]

然而,若不管环境的适应,那么就没有躯体本身的获得。婴儿只通过行为来感知对象和认识自己。那绝不是两个独立的活动。当婴儿做出动作的时候,他不会从环境中接收到一些散在性的感觉(sensation),虽然这些感觉可能触及到他自己已分化的那些感官,他对整体情况进行觉察理解,并对刚刚发生变化的、随之而来的这个整体情况作出反应,并重新适应。婴孩并不是一个静止的观察者,而是一个参与者,他根据其周围的所有形式和所有要素不停地修改其所有的活动程序。就像有人说的那

(接上页注)Newborn: Morphology, Determinants, and Early Development of a Basic Act),载于《婴儿期的协调性的发展》(The Development of Coordination in Infancy),塞韦伯格(G. J. P. Savelsbergh)(编辑),埃尔塞维尔科学出版公司(Elsevier Science Publishers B. V.)(北荷兰省),1992 年。

[1] 乔治·巴特沃斯(George Butterworth),《婴儿期自我认知的起源》(Origins of Self-Perception in Infancy),载于《心理咨询》(Psychological Inquiry),1992 年,第 3 卷,第 2 期,第 103—111 页。

样,如果他不对本体感受的东西(le proprioceptif)(来自他自身的感受)和外部感受的东西(l'extéroceptif)(由外界传到他的感受)进行区分,那么任何有效的行为对他而言都是不可能的[①]。婴儿绝对不会和物体对象混淆在一起,但是他只能在一种相互作用的活动中才能够予以区分,这就意味着一些起协调作用的结构的存在,它们随着孩子的生长发育而发展并强化。[②]

让我们再迈进一步:如果说没有适应环境就不会获取身体,那么不参与分享同类的意向性也不会有环境的适应。这里说的并不是智力上的和经过思考的一种理解,而是一种即时的人际协调(une coordination interpersonnelle immédiate)。从两个月开始,婴儿就能够注意到其母亲的所有行为改变并对此作出反应。[③] 我们也一样注意到,在最初的尝试中,自九个月起,婴儿不仅把注意力投放在进行中的操作上,还注意到那个人,就好像要完成的任务与做这个任务的成年人有着不可分割的联系。例如之后,当婴儿要实施一个新的行为或者要进行的尝试遭到推延之时,为了做到这些事情,他就需要内化整个过程,掌握这个

① 这些研究成果与所建立的镜像对于自我认识是必然之路的这个信仰是背道而驰的。

② 几十年前在美国抛出这些想法的是吉布森,关于此主题已著就大量研究论文。合集著作《宝宝的行为:关于其知识的表达?》(*Les comportements du bébé : expression de son savoir ?*),由维维亚娜·普塔(Viviane Pouthas)和弗朗索瓦·茹昂(François Jouen)合著,马尔达伽(Mardaga)出版社,1993 年,著作的其中一个目的就在于让这些研究呈现于世,让人知晓。

③ 乌瑞克·奈瑟尔,《五种自我认知》,载于《哲学心理学》,1988 年,I,35—59。

计划和他的现实化方案。只有通过主观间的理解（la compréhension intersubjective），模仿本身才具有可能。①

所有这些关于新生儿行为的实验和研究，即使它们肯定有所不同，但难道它们不是关于异相睡眠的那些发现和假设的发展吗？本义而言的异相睡眠只出现在大脑成熟后，即对于人类而言，总的来说这发生在出生三个月之后；然而，我们知道人类的婴儿和恒温动物一样，在母亲肚子里和出生后都存在做梦的情况。所以他正是用做梦的能力来对接这个世界。做梦的能力，正如我们前面所理解的那样，已然是所有行为和表现方式的载体。婴儿具有个体化的能力并且因此能够使自己可以被区别，而他也进行区别，这不存在任何令人惊讶之处，因为他是一个做梦人并且梦通过所有可能的差异来给予他个体化。在他来到这个世上之后，其做梦的能力就转化为对他的尝试体验进行区分和整理的能力，但这涉及的还是同一个能力。正如梦的行为无法用刺激—反应的示意图来解释，同样地，如果不运用一套能够统一和变化经验的核心系统，新生儿的醒觉行为（le comportement de veille）是难以理解的。

在醒觉惰性状态时，婴儿的世界是否仍然是一个梦？诚然，这不再是一个睡眠中的梦，在其发展和幻想中没有任何东西使

① 迈克尔·托马塞罗（Michael Tomasello），安·卡尔·克鲁格（Ann Cale Kruger），希拉里·霍恩·拉特纳（Hilary Horn Ratner），《文化学习》（Cultural Learning），载于《动作和大脑学科》（Behavioral and Brain Sciences），1993 年，16，495—552。

其中断。但是因为同一种力量处在活动状态中,用以产生一些偏好、对应、差异,以及所有这些方面的连续性,我们可以说,这仍然是一个梦的世界。虽然存在着肌肉和感官活动,选择,好奇之处以及兴趣,但是建构世界的潜力仍然是未经触动过的。然而,这种组织和区分的潜力对于保持经验的统一性来说是必要的。它是潜在的(en puissance),而非现实态(en acte),就像是其活动的前提条件一样,它显示了一种普遍的和谐(une harmonie universelle):有生命体和无生命物各司其位的先定和谐①,这是先于任何现实化并永远受到任何现实化反驳的和谐。这里将绝不会有现实态的和谐,只会有那些不恰当之处的不可分的协调,只会有掺杂了罅隙的一些对应。但是如果并不存在这种能力,由婴儿所表现出来的并始终处于工作中的这种潜力并不存在,那就只有一些不协调因素,并且我们甚至都不能谈说不协调因素。任何活动都是不可能的。

他刚刚意外来到的这个人类世界对他而言仍然是另一个前提条件。我们将有理由提出反对意见并强调指出婴儿降生在一个已然构成的文化领域中,并且他已然是其产物。即使最初就产生一个差异化个体,我们还是必须承认如果婴儿不是降生在一个事先存在的人类社会里,他几乎没有可能思考,自我表现,按人类方式来感受。可是社会—文化的这个前提条件和做梦者

---

① 先定和谐(harmonie préétablie),德国唯心主义哲学家莱布尼茨用语。——译注

以及婴儿的那个潜在的前提条件不属于同一个范畴。有人说文化完全是为了人类发展而存在，并且给出那些由动物抚养长大的孩子之后绝对无法融入人类的事例以此作为证明。[①] 这是如实的、得到认可并众所周知的事情，但是并不排除的是，照这样说来，人类的潜在能力在与文化产生任何联系之前或除此之外就被赋予给婴幼儿，并且他确实潜在地具有某种东西，环境会使之转化为动作，并且同时它是使这个人类环境能够取得意义的条件。

　　这种首要的潜力若要存在就必须得到应用，它对于所有后来的改变而言仍然处于隐蔽状态。婴儿深入了解的这个特别的文化，它的那些迫切需要很有可能把始终在为建构世界而工作的这种潜在力量抛置于遗忘中。长大成人后，我们确实依赖思维和感受方式，相信那些分类和区别，它们对于我们周围而言都是自然而然的，不再怀疑这些都是得到了一种对应的一般系统的支持，这个系统本身就是某个组织和分化中心的产物。婴儿为了适应社会化，就将被迫适应在他周围的那些人具有的特定

---

① 吕西安·马尔松（Lucien Malson），《野孩子》（*Les enfants sauvages*），克里斯蒂安·布格瓦（Christian Bourgois）出版发行，10/18。如果婴儿和幼童没有全靠通过语言接触文化而摆脱混淆，那就应该证明他们不会说话却已经在说话了，他们还知道名字但已经有能力进行命名了，简言之，他们能够赋予意义了。否则难道他们真的不需要偶然发生在人类身上的逻各斯吗？但是这个逻各斯的作用是什么？难道不是赋予意义吗？除了起到整理和区分，分等级和给出位置的作用之外，这个意义是什么？当婴儿运用组织和区分的能力时，他是否在做其他事情？因此他虽不讲话，但在讲话，虽不命名，但在命名，虽不能增加一条意义，但制造意义。他具有讽刺意味的局限在于他只能赋予他制造的那个意义。

的且必然是一成不变的世界观。整理、分化、用所有他接收到的方式进行活动,在有生命体和无生命物之间运动以确定他们彼此之间相对的位置,这种令人惊异的能力,婴儿可能将渐渐不再知晓。并且这种不知不觉可能将会把他变成一个忠于其所服从的文化的信徒,但却是一个麻痹的和患病的信徒。若要醒觉,他必须重新找到这个能力的途径。

3. 想象的能力(Le pouvoir d'imaginer)

像做梦者一样,婴幼儿为自己构造了一个世界,对于前者来说那是短暂的,对于后者来说则是持久的,在这个世界里,让任何因素都彼此协调一致是存在可能的。但是做梦者或婴幼儿从来没有与他们所创造的这个世界分开过,它存在于它被创造出来的那唯一一片刻中。个体化(individuation)和分化(différenciation)的这个能力就是那个世界,在那里,皆有可能的一切都共同存在而不会混淆彼此。一边是获得一个世界的能力,另一边是这个世界,这样的情况不存在,因为这个世界将做梦者或婴幼儿包含在内。他们是他们所创造的这个领域的一部分,不能决不任其发展。为了使已经被区分并相互呼应的那些有生命体和无生命物保持和谐,首要的正是行动。构成世界的前提条件已经始终是一种"可邮寄的东西(postalable)",在这个意义上如果我们不假设它之后的东西,那么它是无法作为前提条件而存在的。这种能力在日常生活中,尤其是在治疗中会变成怎样还有待思考。

虽然做梦的能力在其作用时没有对刺激—反应的这个过程作出回应，也就是说，它完全是内生的，并且其现实态就像示意图一样揭示了我们的有关个人的行为和表现，它却应该完全和建构世界的能力一模一样，因为婴幼儿在任何学习之前都拥有自己设想一个人类世界，并在此中进行行动和活动的能力。因此我们能够作出假设，这里涉及到的是唯一的那同一个能力，根据白天和黑夜来划分其力量。成年后，在醒觉状态的时候，这个能力会变成什么呢？那就是想象的能力。但是在得出此结论之前，我们有必要再说一下其他事情。

那些"边界人(frontalier)"[①]忍受着长期的不理解，这能够让我们对于婴幼儿为了适应人类而必须作出的某些放弃的东西有所理解。这些边界人坚持不懈地向我们询问如何通往他们没有进入的我们的世界。在童年时期，他们无法接受成年人对他们提出的那些简单化的做法。他们不借助任何媒介而感受领会着那些隐言，精神限制，潜在意图，股股温情暖流，以及通常是更多的暴力，这些都主宰着成人间的关系。他们看到声音，触摸字句，倾听动作，猛烈地接收着环绕在他们周围的各种感情。他们的意识极其复杂，以致于无法驾驭这样的感觉。他们在社会关系中受到抑制，那些规则对于他们而言过于透明，他们被迫缺乏

---

① 这个词译自英语 borderline，用于表示那些边缘案例 borderline cases，即那些徘徊于神经官能症和精神病之间的人群。

适应力。每个与他们邂逅并要求他们充当谈话对象的他者都制造了同样的效果，就是造成一次惊醒(un brusque réveil)并且不可能表现出让人可接受的行为。他们记住的东西过于繁冗，以致于无法作出恰当的回应。如何跨越这条让他们分担了正常人类的那些忧思的界限？到了成年人阶段，他们依然如此，受到其过于尖锐又过于广泛的意识的清楚状态的困扰。但是他们不曾有过选择，因为他们需要保持完美无瑕的醒觉状态以生存在我们的这个世界里。对他们而言，休息是受到禁止的，睡眠应该被精打细算地来进行分配。

他们拥有的是一种将被称为全面的醒觉(veille généralisée)，直到感到不舒服，因为这种醒觉将他们清楚明白的感受认知的领域拓展到所有与他们开始有关的地方①，而不是那种受限醒觉(la veille restreinte)，它局限了我们的研究范围，并使我们适应物质和社会的需要。

---

① 这个区别很可能和区分大脑左右半球的各自的机能有关。大脑左半球的"首要功能是把对现实的任何感知用逻辑、语义、语音表现表达出来，并在对周围世界进行逻辑分析的编码基础上与外界进行交流"。大脑右半球的"专职功能在于对于关系、类型范式、整体特征、复杂结构的整体观感。临床和实验观察一般让人想到这种性能可能以某种方式与全息摄影的技术类似"，无论是全息照相的哪一部分，全息摄术都可以据此对整体图像进行复原。"大脑右半球的这个特性似乎建立在以部分代整体的原则之上，这个原则适合从其必要元素之一出发进行整体的即时辨识。"保罗·瓦兹拉威克(Paul Watzlawick)，《变化的语言：治疗沟通的元素》(Le langage du changment, éléments de communication thérapeutique)，瑟伊出版社，观点(Points)丛书，1980 年，第30—33 页。大脑右半球因此可能是我们这个世界图像的掌握者。

边界人与婴幼儿或动物之所以保持着非常特别的关系，是因为他们的醒觉并不局限于实用的操心领域，而是延伸到了生存的所有方式。孩子或动物，石头或森林，他们并不将其视为非人类，因为他们自己就被看作人群里的异类，他们领会意图和冲突，而不是理解包含他们在内的规则。例如这位妇女受到马戏团的几只狗的攻击，她毫不畏惧地让它们停止吠叫，并让它们安静下来。这些狗首先把她认作了其中一种两足动物，后者被认为是高等动物并且对它们的动机毫无所知。不过，它们觉察到她仍然是它们的伙伴，她参与到那些对应的领域中，把人与那些活动的生物联系起来的所有关系一直存在于她身上，因而她能够用它们的语言让狗接收到一些可被理解的友好动作，在这个时候，它们改变了主意。

我们处在这条界线、这种沉重的意识清楚状态的另一面，这种状态和我们用不确定的观点判断的无数方式有着明显联系，我们只是研究了为数不多的几个特征。让我们的精神来支配诸多表现，正如那些梦所告诉我们的那样，我们仅限于只是让某些表现来唤起意识。任由产生更多的联系可能是开辟了不现实的疯狂之路。相比意识的那些表现，我们的预感领域真的仍然很广袤。"在我们这张巨大的精神地图上，还只有几处地方被照亮"。① 但是当接受了这个明显的事情时，我们相信这张精神地

---

① 这句话摘自以下这段话中："当我让表象能力（la faulté de représentation）的各种动作唤起我的意识的时候，对于这些动作进行的自我观察是（转下页注）

图是我们的体验让我们能够作上标注的产物。我们忽略的是这张地图所涉及的区域在那些细节可以被描述出来之前就已经存在。换句话说，那些清晰明白的感觉（受限醒觉）不会构成一个严密整体，如果它们不包含于一种存在于世界的方式（全面醒觉）之中的话，而这个世界集合了各种各样的差异。

因此，这些表现事先就很清楚明白，之后为了满足人类生存的需要而将清晰地呈现出来。一直让人费解难懂的东西（那些难以理解的表现），在醒觉时可能被人说是沉睡的状态，在异相醒觉的那些时候可能又将处于被唤醒的状态（它曾已经存在于婴儿的无限的区别能力之中），从过于纯粹（trop pure）和过于广泛（trop vaste）的醒觉状态而无法保持醒着来看，它是醒觉的隐

（接上页注）非常值得反思的，就像对于逻辑和形而上学一样都是必要的和有用的。但是，在我们的精神最终产生这些动作的状态下（想象力通过未经事先谋划的创造活动而产生了这一切），想要突然发现它的秘密，发现思维的规则，那时这些规则（如同它们应该的那样）并不在先，而是在后，这在我们的认识能力中是一种自然秩序的颠倒，并且这么么是一种精神疾病（空想竞赛），要么就是一条引向这种疾病和疯人院的路［……］尽管我们毫无半点怀疑地能够作出结论说我们具有感性直观和感觉，但却对此并没有所意识，这个领域，即人身上（在动物身上一样）的那些难以理解的表象的领域是多么广袤；相反，这些清晰的表现只构成了极少数面向意识的要点；可以说，在我们的这张巨大的精神地图上，仅有几处被照亮，而这就是能让我们对自己感到惊叹的地方：只需有一种更高的主宰大喊一声：'光芒啊！'，即便我们没有任何作为（让我们用一位文人所具有的一切来纪念他为例），这世界也有一半以某种方式在我们面前铺展开来"（康德，《实用人类学》（*Anthropologie du point de vue pragmatique*），载于《哲学著作》（*Œuvres philosophiques*），第三卷，第 952—954 页，伽利玛出版社，1986 年），但是康德还未思考到的是那些费解难懂的表象在建构世界的一种能力中是可能存在的。

秘状态。纯粹醒觉（veille pure）或全面醒觉会让人对疯狂（la folie）敏感，或者对于我们这些非这种状态的人来说，它有着那样的表象。意识（conscience），即受限醒觉，让人觉得清晰明白，但是其弱点在于它只能同时支持少许表现，并且只能在这些表现之间建立起些许联系，它把只制造错觉和幻想的事归咎于全面醒觉。

对于意识的受限醒觉而言，它是沉睡的且应该保持这样的状态，否则就可能使这种受限醒觉突然表现出来，我们将之命名为无意识（inconscient）。并且这部分无意识将真的可能是意识的前提条件（la condition de la conscience）。我们甚至都可以不恰当地说有时候意识从无意识中提取了某些东西，而有点融入到意识中的却正是沉睡的人（l'endormi），即完全醒着状态（le tout-éveil）。向一个极小范围呈现一小会儿并得以反映的，正是纯粹且全面醒觉的沉睡者。但是对此我不想知道。然而，这就是当我在白天反复思考毫无所得的时候晚上发生的事情：它不费任何脑力就给了我寻求的解决方法。当我疲于找不到任何结果而处于半睡半醒之间或走路之时，白天发生的仍然是这件事情。我必须变成沉睡的人，必须朝着梦和那些对应的国度通过那道边界，以使得完全醒着的状态（le tout-éveil）传送给我它无限拥有的那些联系中的某一些。这个完全醒着的状态是我曾经沉浸的状态，是我在出生之时就参与其中并且是我不曾被驱离过的状态。

这个无意识，即无意识的东西，并没有脱离开意识，因为它属于那些初级过程(processus primaires),根据弗洛伊德的看法,一些过程的能量可能会得到松绑,并可以被转投向任何东西。相反,这个无意识通过过于大量的联系而脱离意识,它是这些联系的光(lumière)和力量(force)。这造成了非常复杂的情况,以致于意识无法对此进行领会;我们说这个情况模糊不清,混乱,纤敏,这是一些非常初级的过程,却是一些超联系的(sur-lié)和多联系的(multi-lié)东西。我们仅仅在某种情况下才发生自我认识,这种情况的制造拙劣,只得到些许的照亮。一下子就置于这条界线另一边的那些边界人和诗人们尝试着让我们明白自己丢失了自己真正的财富,并且对于我们而言,这些事物可能会变得更好,如果将它们再连接在一起的话。

我们所有人都知晓那个精神病人的故事,他在精神病院的栅栏门那里盯着过路的人,在里面问他们那里是否并非太过辛苦。为了表示和我们不同的那一类人,似乎只有疯狂(folie)这个名词。但是如果我们把侮辱之言丢到一边,那种五感健全,不多一感,明显具有清晰的感知,对于那些模糊的感受具有意识清楚且具有优势的路人,耐心查考那些最简单的命题或陈述而最终遇到一些不可分割的信仰和难解之谜的哲学家[①],谁的观点最为人性化呢?或者相反,持续以感觉器官方式运动的婴儿,意

[①] 维特根斯坦(Wittgenstein),《论确定性》(De la certitude),伽利玛出版社,1965年和1976年,以及让-图桑·德桑蒂(Jean-Toussaint Desanti),《关于时间的思考—哲学变量1》(Réflexions sur le temps, Variations philosophiques, 1),格拉塞(Grasset)出版社,1992年。

识处于所有复杂和矛盾之中心的边界人，又或者异相醒觉的人，他处于空间和时间以及它们所包含之一切的那个运动之中，这一切就是收缩或膨胀的空间和时间，因为他参与在内，还是这些人的观点最为人性化呢？

我们文化中的一个共同之处让我们相信理性在无理性中汲取力量，明智建立在荒诞之上，没有疯狂(folie)就没有天才。[①]这大概就是西方个人主义赋予理性最高地位的结果。为了给其松绑，但又不放弃其观点，我们在浪漫主义中求助于无理性、荒诞或无意识。然而，这是糟糕的方法和逻辑。如果人们不否认做梦、建构世界、想象的这个能力，那就完全不存在这个求助的需要；这个能力是任何理性活动的前提，并且对理性的产生而言，它从来都是取之不尽的。

我们是否必须在两种存在于世界的方式之间作出选择？显

---

① 在诸多他例之中，这里就有一个例子："心理学从来不能就精神错乱说出真理，因为掌握心理学真理的正是精神错乱。可是一种精神错乱的心理学必然会走向核心，因为它指向形成其可能性的主要问题；也就是说，它尽力摆脱自身困境，并逐步向一些领域迈进，在这些领域里，人类有着与其自身的联系并开创了这种精神错乱的形式，后者使人变成心理人(homo psychologicus)。追根溯源，精神错乱的心理学可能不是掌握精神疾病，并由此有可能消除病患，而是心理学自身的毁灭，并重新揭示这一本质的联系，它不是心理上的，因为它不是可道德化的，它是从理性到无理性的联系。虽然心理学存在着所有这些不幸和逆境，但存在于在荷尔德林(Hölderlin)、内瓦尔(Nerval)、鲁塞尔(Roussel)和阿尔托(Artaud)的作品中并都能看得到的就是这道联系，它使人类将来某一天或许能够自由应用任意一种心理学来应对这场与精神错乱的悲剧大对抗"(米歇尔·福柯(Michel Foucault)，《精神疾病和心理学》(*Maladie mentale et psychologie*)，法国大学出版社，1966年，第89页)。

然没有必要,因为我们必须不停地分享这两种方式。我们在成年时获得的疏远,可观察到的事物的静止,思考能力以及无关联,不停地在一个具有诸多附属的连续的世界里显现出来,从此这个世界对我们而言显得怪异,因此我们把它弃为我们文化里的边缘产物:星相学,预知力,心理玄学等等。布须曼人"很远就能预感到他们既听不见也看不到的那些人的到来",或者"能描述出一种让他们感到猎物靠近的感觉"[1],对我们而言,扮演他们有何重要性? 对此或对于其他更为遥远和复杂的事情,我们拥有一些方法。但是,如果碰巧唯一有用的参照淡化了人类所保持的那些关系呢? 如果相反,他们的个人机能障碍在那些对应领域的某种再现中寻得一种缓解,甚至一种镇静呢? 如果全面醒觉状态是唯一在活动中的,那么日常生活和社会关系就会变得艰难或不可能:这个威胁就是疯狂的威胁。但是如果受限醒觉终于得以分离出来,那么神经官能症的局限和僵化便油然而生。

如何在这两种方式之间建立起一座桥梁? 如何重新越过我们那木雕泥塑般的领域的那条界限,并给我们重新找到有生命体和无生命物相互呼应的一个时机? 用想象力(imaginationd),它被定义成向我们描绘了没有发生过,但原本能够发生并且最终可能还将发生之事的那种想象力。想象作为可能的能力(le

①　埃利亚斯·卡内蒂(Elias Canetti),《群众和力量》(*Masse et puissance*),伽利玛出版社,1966 年,第 357 页。

pouvoir du possible)的媒介,在全面醒觉和受限醒觉之间建立起联系。从受限醒觉的观点来看,想象力仍然是空想*,它能导致我们产生错觉和幻想,但是为了弄清楚我们存留下来的习惯,完全形成的思想观点,对于偏见的接受,我们对于想象力仍然有着巨大的需求。从全面醒觉的观点来看,想象力是提取少许奇特联系的方式,这些联系能够更新我们的理性,后者因萦绕不去的重复而显疲态。正如所有发明人、创造者或艺术家所知,就是它在短暂混乱的深夜里唤醒了我们对于生命、无生命以及世界的一种重启的智慧。想象力是做梦这种内生能力的东西,一直为我们所有,它让我们重新发现个体性(individualité)的自由用途,并在客观世界里区分所有明显呈现的差异。从清晰明白的认识角度出发,它是始终能够让我们发生迷失的所在;从这条界线之外的观点来看,它是力量和光的源泉。我们将它与幻觉混为一谈很可能就大错特错了,它是且依然是一种感知失衡(une distorsion de la perception)。

米尔顿·艾瑞克森讲述说他在 6 岁时患有阅读障碍。他的老师就是没办法说服他"3"和"m"是不一样的。"有一天,老师对他手把手地写了一个'3',接着又写了一个'm'。艾瑞克森始终不能辨识出差异。突然他体验到一种**自发幻视**(hallucination visuelle spontanée)①,在这种状态中,他在闪过的一道炫目之光

中看到了不同之处"。他解释说："突然发生了一场原子光的爆炸。我看见了 m 和 3。m 的双腿都站着,在它旁边的 3 是双腿在空中。闪过的那道炫目之光!它是多么夺目耀眼!其他所有事情都被抛诸脑后。闪过一道炫目之光,在这场猛烈的光爆中心就是 3 和 m"。①

此类经历,对他来说习以为常,使他后来能够运用催眠,也即对一点给予极度的光亮而无视周围现实,从此改变患者被限制在其中的那些刻板症。但是,在目前情况下,谈论幻觉是不对的。因为这里确实涉及到一道光,一道来自全面醒觉的炫目闪光,使得感知系统在彼时突然起到作用。这里的侵入是为了证明这不是一种感知(perception)的变形,而是一种感知的重新形成,它基于某种力量,这种力量完全不依靠先前的那些感知,相反,事实上,它还先于它们。② 一道来自别处的光,而非来自于受限醒觉,并且它对受限醒觉起到改变作用,因为本质上它要高

---

① 米尔顿·H·艾瑞克森,《催眠的性质和建议》(*The nature of hypnosis and suggestions*),载于《米尔顿·H·艾瑞克森的催眠论文集》,第一卷,第 109 页。

② 这场争论并非始于昨天,其系统阐述仍然举步维艰。"1781 年,康德甚至还说,如果没有感知,以残余造就的梦本身将没有可能性。他提出感知不能就其本身进行思考,而是我们应该把它想象成白日梦一样,是表现幻觉生活和与幻觉生活的领域形成对比的东西之间的一种联系,在这种情况下,在他看来,这个主张是一种倒退,是一种退步,远不能与他在 1766 年面对的那些问题相比。"(莫妮克·戴维-梅纳尔(Monique David-Ménard),《纯理性中的疯狂:斯威登堡的读者康德》(*La folie dans la raison pure,Kant lecteur de Swedenborg*),J·弗里纳哲学出版社(Librairie philosophique J. Vrin),1990 年,第 150 页)。但是为什么作者立即转入下一个段落,转到认识理论和疯狂理论的关系上去呢?为什么此处提到白日梦和幻觉生活来引入到对疯狂的思考?因为我们把梦和（转下页注）

于受限醒觉。这是全面醒觉的产物，一种能够重组全部感知面貌的想象力。

　　这次仍然不是为了证明催眠治疗的功效，而是为了阐明处于极度兴奋状态的想象力能够改变自童年以来经过反复检查的程序，并且能够使与过去有关的那道联系变得不同于以往，这就是一次治疗的分析报告，在这次治疗中，一位之前已经来我这里数月的病人，给其童年的某个关键时刻再次补充功能。

　　一个小男孩在他母亲的棺木旁边。所有目光都转向他（并且之后他将依靠那些关心怜悯他的人来生活，并且这些人促使他留在那里受人同情）。人们抱着他为了让他能够看到躺在敞开的棺木里的母亲。他就像被显示给众人看的上帝或是受人祈祷崇拜的圣骨。他只是那些注视着他的目光的一个结果。他在生活中等待同样的帮助，不是自怨自艾，而是受人怜悯：这个可怜的男孩儿失去了他的母亲，而他就在那里。但是，他也能够在

<hr />

（接上页注）幻觉生活当成像是受到知觉限制那样来进行设想。人们的确在《脑部疾病论》（*l'Essai sur les maladies de la tête*）（GF-弗拉马里翁（Flammarion）出版社，1990 年，第 14 页）的导言中读到："或许只有月亮上才存在没有疯的人。但是那些在人群里被称为没疯的人就是那些其幻觉完全受限于实际感知的人，对他们自己而言，这让他们在醒觉期间没有出现幻想。而那些疯子就是难以控制幻觉的那些人。"感知没有限制做梦和想象的能力，因为它是由它们构成的。当这个能力没有在这个世界里得以表现，而是像一种没有物质的游移不定的形态，徒劳地转向自己之时，那大概就有了疯狂。只要人们只限于幻觉和感知的比较，人们就必然会激发疯狂的那些优势之处（因为正是疯狂显现了基础的个人幻想世界的组合的存在），而在一种（做梦、想象、感知的）非历史能力和在历史之中发生的一些幻觉或感知之间便是根本的对立。

异相醒觉时有所不同地重温那个场景。全神贯注于他的母亲,忘掉在场的那些目光。被抱着的孩子,他将忘掉抱着他的那个躯体和双臂,对他的母亲说道:我不会忘记你,但是我将带着这份痛苦以我的方式生活,这份痛苦就像腐土,我的生命将在上面得到成长。新的生活开始。那是一个决心,也就是一种与过去有关的联系的重铸①,在那个世界里的一个重新定向。

第一个场景是他母亲的葬礼,是真实的,它早就被感觉到并被一些在场者所熟记;第二个场景,在异相醒觉的状态中,是想象的,但是一种之后延续数个月的效力。第一个场景是被动地被接受;第二个场景是改写历史的一种行为的情况。② 当然,想象力本来并不足以改变这个存在;应该做的是把一个决心放入其中。但是如果想象力并不曾在一种不属于历史范围的能力中汲取过它的力量,因为这种能力是历史因素,那么这个决心如何能够长期具有一种改变呢?

有人提出异议,认为存在争议的这个突然转变没有什么过于神秘的地方。这是被赋予给一个人来做的行为,通过这个行为,一个人在某天决定为一场葬礼画上句号,并自己扛起伤痛继续生活。然而,人们可能必须思考的是,这个选择以前在这个人

---

① 很明显,过去没有发生改变,这位病人没有把他的童年经历和在催眠状态下的想象力让他以不同方式所得到的体验混淆起来。

② 对于异相醒觉状态的某些人或在人生历史上遇到了一些破坏性事件的人,我会建议期待变化之路的开启:"事情将以另外的方式发生"。在异相醒觉中,人们能够重塑历史,因为人们通过想象力来利用全面醒觉,后者具有所有奇特的联系。

的心灵深处，也就是说，在某种与世界有关的联系中，是否已经被久久地反复斟酌过了，在这种联系中，一个新的位置得以发现。这只是一种运用异相醒觉的优势的方式，没有必要对其进行阐明。因为相反，如果对于过去的想象没有从心底将已经成人的他放置到他在童年时有过的那个准确的位置上，而这次是截然不同地处于这个环境中并且在此发挥他以前不曾有过的一种力量，那么对于被包裹在哀怨之中的成人而言，异相醒觉的这个状态就不会是发生转变的地方。

相比任何一概而论的，甚至特定的解释，像（image）的数量更为无穷无尽，因为这就是它们随身带走的独特的、个人的以及差别的全部组织（tissu）。当唯一之像概括了与世界有关的某种联系具有的无穷复杂，当它表现并保存了这个秘密的时候，这就是想象力的能力，一个唯一之像的能力。从参与到可能的和谐，想象力是我们所剩下的东西，还有梦的想象力以及第一天的想象力。这是美丽的能力。任何创造了有效之像的患者都是一位艺术家或一位智者。艺术家就是每天游走在做梦人和幼童之间的人。想象力仍然是处于梦和思考之间。说是梦，是因为它在出生之时给予我们的继承，思考是因为它对于使创造成形是必不可少的。

这些发展在什么方面能够对催眠的性质和运用的问题进行阐明呢？虽然人们承认催眠被描写成异相醒觉，但是它恢复了做梦和建构世界的能力，因而它在睡眠的表象之下，把这种能力表现的全面醒觉交由我们来支配。从异相醒觉中摆脱出来并回到普通醒觉(la veille ordinaire),全面醒觉的重新活跃激发了想象力,它反过来让受限醒觉得以恢复活跃并得到重新形成。因此,我们理解了为什么催眠治疗师们时而断言我们一直在催眠状态中,时而肯定地说催眠是一种人为引发的状态。全面醒觉,甚至它重新被遮掩,它仍然在人类生命中始终处于活动状态,在这种情况下,我们一直在催眠状态中。另外,催眠状态被人为激发,从而使得全面醒觉得以再次产生,并在受限醒觉中再次找到其效力,这是有用的。

事实上,我们在受什么之苦?这主要就是受限醒觉的局限和僵化,这种状态被局限在重复的恶性循环之中。改变的障碍隐藏在我们根深蒂固的倾向之中,在我们隐匿的乐趣之中,我们乐于不停地行走在初次相遇的路上,陷入受到约束的遗憾之中,因为我们被迫用那些近似的图编织一些最内在的联系,可是我们又乐于认为与此有关,就像与我们的实质有关那样。由于我们忽视了其他联系和症结的存在,所以我们受到撕裂的威胁。我们如何才能用此来治愈我们的恐惧,而不再逃避?

第二章
预期(L'anticipation)

在催眠能够在想象的能力中表现其原因之前,它必须在第一时间被认定为异相醒觉,在醒觉状态中作为异相睡眠的对称元素,异相睡眠本身是使得做梦的能力得以运用的条件。然后,想象的能力必须显得像是组织和分化的这个能力的效果,这个能力在婴儿出生时就已经得以表现。现在的问题是,我们想知道,当我们处于醒觉状态时,如何才有可能获得这些能力,在不同方面和各种情况下,这些能力仅仅是唯一的且是同一种的能力。传统来说:催眠状态是由哪些程序来诱导的呢?人们似乎能够通过觉察此中的几个阶段来对它进行巨细靡遗地分析,这些阶段都是曾被命名为异相醒觉的那个状态的构成元素:固定(fixation),不确定性(indétermination),可能性,力量。做梦、建构世界和想象,这个三重能力将显示为一种派生形式:预期能力(pouvoir d'anticiper)。

的确,这个三重能力,其本身是很难获得的。这就是为什么必须要求助于预期(anticipation)，它通过揭露其活动规则来模拟这个能力。预期，就是在空间和时间上独居一边来准备可以重新塑造现实的一个动作。预期将遵循催眠引导(induction hypnotique)的阶段。首先它将是某种中断(催眠作为迷惑)，然后是某种等待(催眠作为混合)，接着是某种设想(催眠作为幻觉)，最后是生命参数的某种重新分配(催眠作为能量)。

然而，在实践中，按顺序逐个地遵循这些阶段是完全没有必要的。例如，让人感受到固定能够引起的不安或盲目，这是毫无必要的。实施催眠者完全能够从建议给病人一些意象开始，这些意象将病人置于可能性之外；他还可以即刻把他引导到患者最特殊部分的要点上，即他潜在的样子。异相醒觉就像一栋建筑物，我们能够通过各式各样的门进入其中。其美学和严密性并不因此而有所减弱。

1. 固　定

催眠这一术语，意谓睡眠，如果达到催眠的那些方法不曾与半睡眠状态(endormissement)的那些情况相似，那么它就不会遇到我们所知的命运了。例如，通过逐渐消除每个感觉运动性(sensoriel-moteur)的传入而陷入催眠的"睡眠"中，除了治疗师的这道联系之外，这被拿来与婴儿或旅行者的半睡眠状态相比较，"婴儿在妈妈臂弯中熟睡，手臂摇晃和唱歌有多久，他就熟睡多久，但是一旦停下，他就会醒过来；或者睡在火车上的人，每当火车停下的时候,他就会醒过来。在这两种情况中,以某种方式对任何感觉流都不作出反应,除了唯一的一个。这个被观察的对象带着唯一的一个开放的感觉运动性渠道睡觉,留一只耳朵听火车的声音或母亲的声音;或者像俗话说的那样,睡觉还睁一只眼"。[1]

在这两种情况中,必需的相对静止还突出了半睡眠状态和催眠引导之间的相似之处。或者由单调性的某种同样的运用来突出:输入的刺激不再扮演刺激者的角色,并产生"感觉适应"(adaptation sensorielle)。因为婴儿在摇晃时容易睡着,旅客也一样,在行进火车反复产生的相同振荡和声音中容易入睡,所以例如当催眠学家放弃作为谈话特征的多元化调制,而是采用一种单调的语气时,他就显然是在运用这个因素。"可以说,某种恒定的节奏产生某种具有可预见性性能的刺激,它反过来产生一种无意识的态度,即可以安心且放松地期待。"[2]因此,人们入睡的这个过程和引导催眠的过程很相像。

"催眠师按旧时方式采用的情节般的计策"与半睡眠状态的

---

[1] 劳伦斯·库比(Lawrence S. Kubie)和悉尼·马戈林(Sydney Margolin),《催眠过程和催眠状态的性质》(The process of Hypnotism and the Nature of the Hypnotic State),载于《催眠的性质——经过选择的基本读物》(*The Nature of Hypnosis*, Selected Basic Readings),由肖尔(Shor)和奥恩(Orne)编辑,霍尔特,莱因哈特和温斯顿出版有限公司(Holt, Rinehart and Winston, Inc.),1965年,第218页。打上引号的"睡觉"一词表明作者们并没有完全将催眠与睡眠作相似对待。

[2] 同上。

那些方法也很相似。"这些被设想出来的计策不仅是用于固定被观察的对象,以及创造出大致上的单调和感觉适应,还有就是为了通过运用这些力量来将注意力(attention)集中在一个感觉场上,并将注意力从所有其他感觉场中抽离出来"。[①] 我们知道有些害怕睡着的人,当他们让自己相信他们仍然醒着,并且假定自己仍然专注于还打开着的广播或电视时,那么就很容易睡着。其他一些人,为了同样的目的,可以用心背诵一首诗或数绵羊。因此,至少保持与外部世界的一种感觉运动性的联系,这个行为还可以显示进入睡眠和催眠引导之间的相似性。

这些启发性的比较可能得以证明催眠是一种睡眠。尽管如此,它们面向一个基本问题:为什么接受催眠师暗示的人并不仅仅是睡着?为什么他进入到催眠状态?这里应该有一个或数个因素起到区分作用。

偶尔会有这样的事情发生。有些人在深知底细的情况下前来催眠,是为了体会催眠可能具有的效果,可是他们的确睡着了。光这个现象可能就该让人对区分这两种状态的东西引起注意,因为这里应该存在一些原因来解释进入一种状态从而脱离于另一种状态的新事物。有人来证明催眠状态是世界上最得天独厚的一样东西,并且它以我们最为普通、最为基本的方式存在,这种证明将是徒劳无功的,实验所做的必要飞跃真的还是不会简化为普

---

① 劳伦斯·库比和悉尼·马戈林,《催眠过程和催眠状态的性质》,第227页。

通一步。催眠状态仍然是一种奇特的事物，是那些偏爱睡觉的人想要排斥的东西。对于选择这个解决方法以应对各种各样的原因来说，这些原因对于每个个体而言是变化无常的，这里可能就存在对于失去确定有利位置的控制的那种担心。[①] 那些睡眠绝佳的人从来都不记得自己所做的梦，其有意识的生活受到控制的影响，他们尤其没有反应，这并不令人感到惊讶。

对于我们面对催眠师并不入睡的最明显理由就是我们和他有联系。与某个我们能够看得见听得到的人保持某种联系，甚至我们变得易受他的影响，这种联系却是属于醒觉的一种现象。如果我自己能被一个睡眠者(dormeur)理解，如果他注意到我的存在，如果他在睡眠过程中根据我给他的那些指令作出反应，那么我就是把他唤醒了。说这些并不是要我们脱离一些显而易见的事情，而是为了解释催眠现象，至少必须无视它能够保持的与睡眠相似的地方。事实上，引起担心的并不是失去控制或支配，

---

① "维特根斯坦在观察到催眠状态中的人有能力产生一种卓越的肌肉力量时，他曾思考这些人是否可能碰巧无法产生一种相同范畴的精神力量，并且他让人对他进行了两次催眠，并要求实施者(某位叫罗杰斯的医生)对他提一些问题，这些问题尤其艰涩，都是关于某些逻辑方面的问题，是他都还没找到答案的问题。这次尝试以全盘失败而告终。罗杰斯医生第二次才成功地让维特根斯坦睡着，但是让他睡得太深了，以致于花了半个小时才把他完全叫醒。"(雅克·布弗雷斯(Jacques Bouveresse)，《哲学，神话学和伪科学：弗洛伊德的读者维特根斯坦》(*Philosophie, mythologie et pseudo-science, Wittegenstein lecteur de Freud*)，雷克拉(L'éclat)出版社，1991 年，第 17 页)。很明显，实验与预先有所出入，因为其意图建立在脑力之上，而催眠要求的是尽力不要做任何努力。因此，第一次无法达成实验，而第二次则变成一种深度睡眠。

而是另一种类型的醒觉状态的这个片段，是受限醒觉的某种延伸，是它的某种分裂，有利于一种全面醒觉。但是这个结论应该有所保留。因为它超越了目前我们能够给出的证明。

催眠者，或许应该把他命名为"唤醒者"或"叫醒者"（来自希腊文 grègorô＝醒着的，不眠），他首先将力图减少输入的刺激数量。在这一点上，大家意见一致。比如，他会建议注视四个不同的物件，倾听四种声音，嗅闻四种气味。完成这项任务之后，他会要求重复这个任务，同时将数量减少到三个，两个，接着减少到只有一个物体，一种声音和气味，使得最后仅限于唯一的一种感觉，或视觉，或听觉，或嗅觉。

因此，我们面对的是一种注意力的现象，更准确地说，是对唯一一种刺激集中注意力。但是既然我们已经看到通过某种与外界剩下的联系人们能够获得半睡半醒状态：一台打开的收音机，一首背诵的诗，那么这种注意力的集中与半睡半醒时出现的注意力的集中在什么方面有所不同呢？答案有待于在目标的分析中进行探索。如果我想睡着，我就会丧失注意力。我已经预期我的醒觉状态将会结束。我作出好像在听广播的样子，但是我没有再听了。我背诵一首诗，但那是为了让自己沉醉在一种无意识行动中，它不要求我作出任何的紧张。相反，当催眠师暗示我把我的探索范围缩小到唯一一种感觉运动性的接触，同样地，如果他要求我准确地描述自己的感受，而我正注视着大门的合页时，我会作出有意识的努力让自己服从他说的话，为了就只感受到这个感觉，我会让自己积极地集中在这个唯一的感觉上，我处在最佳的醒觉状态。

　　这种醒觉是注意力的现象，因而是意识的现象[①]，但它在许多方面都是自相矛盾的。就在那个当下，唤醒者(l'éveilleur)本人并不引人关注，就像其自身在之前进行的对话中所做的那样，因为其本人必须做被提示的事情，也就是有待于完成的任务。只有当唤醒者把被唤醒者(l'éveillé)引导向他自己的意图(intention)，并且被唤醒者所服从的这个程序有助于实现这个意图时，唤醒者才是存在的。但是，从另一方面看，确切地说，这个被提出的任务并不是一个任务，因为一项任务意味着对于现实事物的探索既是广泛的，又是必要的；开始跑步前做热身运动练习是合乎愿望的，就这个意义而言，它也不是一项任务。因为这里所要求的集中(concentration)并不是准备游戏的模拟或在表现之前的重复。相反，它中止了我们在这个世界里的一连串行为。应该让人感到害怕的正是这个。不合常理地被唤醒的人再无任何事可做。其能动性应该是强烈的，尽可能是最强烈的，但是其唯一的目的在于它应该局限在某种关心上，而后者不再是一种注意，因为它是彻底的无动机。

　　感官和精神的活动对于运用和维持醒觉是必需的，相较于现实，当这些活动不再必须起检测、适应或转变的作用时，那会

---

　　① 意识(conscience)和注意力(attention)即使不相同，也是两个相关的现象。意识本身不存在，但是对某事某物的意识始终存在。意识到什么，就是注意到什么。请参考罗姆·哈瑞(Rom Harré)，《个体的存在》(*Personal Being*)，布莱克威尔书店(Blackwell)，牛津，1983年，第143—179页。

发生什么事情呢？当一些能力遇到其实施范围缩小到几乎无用武之地，但它们又必须最大程度地表现出来的时候，那会发生什么事情？这是个奇怪的状况，它确实让我们脱离了那些我们习以为常的标准。

他要求我选择舒适的姿势坐下并呼吸。显然，我是在呼吸，别人不必和我说这个事情或建议我做这个事情。但是不，有人这样要求我，有人建议我呼吸并思考我在做的事情，连续且交替地把注意力放在吸气和呼气上。这挺荒谬的，因为即使不考虑这个事情，我也需要呼吸，运用这个思维和意识是不合情理的，因为不用思维和意识，我所能做的一切似乎应该使我节省时间和力量。好吧，我被要求给这个时间和力气提供一个对象，而它通常是不需要时间和力气也能运转自如的。此处更加的近乎无意义，因为我一点儿都没生病，既然我从来没学过呼吸，那么现在就不需要重新学习。

但是如果我服从这个操作，那会怎么样？只消顷刻，我就完全忙于关注自己呼吸的那两个阶段而没有闲心再来思考其他事情。我逐渐进入这个节奏，它能够使我觉得有人正在想要对我催眠。但是并没有这回事。等待我的就是一个任务，并且如果没有发生因不遵从我想做的实验的那些条件而取消约定这样的事情，我是不能放弃这个任务的。这个任务甚至曾变得复杂过，比如催眠师要求我在每次吸气的时候睁开双眼，每次呼气的时候闭上双眼。我超级忙，忙都忙不过来，无暇顾及其他，最终我的精力全部集中于这项操作，虽然它不具有任何重要的必要性以及任何实际用处。

　　一种醒着的意识(une conscience éveillée),除了其他一切之外,它只留意对它而言既不必要又无用处的事情,这种状态可能在之后或已然具有了一种用处和意义。虽然这个实验在心理学家的实验室里进行,但是它属于一个研究计划的一部分,并且虽然它是病人面对心理疗法医生时必然会有的际遇,但是从长期来看,它关系到一种有利的转变。在这里,实验者只是打算注意上述催眠引导的那道非常特殊的程序,并且对构成其特征之处进行阐述分析。服从实验的这个对象会经历某个阶段。在这个阶段里,如果我们把所建议的这个任务和清醒生活(la vie éveillée)中的那些普通的活动进行比较,那它就变成了一个非任务的活动。然而,这对于理解催眠的特殊性,即异相醒觉的特殊性而言是最重要的。专注在我的呼吸节奏上,并不只是脱离世界上的所有行为,这会造成在一种自发的生命活动中把意志(la volonté)和意识(la conscience)同等看待。外部世界的撤退伴随着个人生命状态的上升。

　　今后就有可能可以回答这个问题:为什么半睡半醒的状态和催眠引导之间的相似性是它们的差别之处。催眠引导发生在醒觉的状态下,并且为了它自己,它企图把这个醒觉的状态向着各种可能的方向发展。对于我们的目光来说,这种醒觉的状态过于广泛,它迫使我们像睡觉的人那样闭上双眼。正如一道强烈的光线照得我们眼花目眩,同样地,这种无边无际的醒觉的状态使我们陷入一种表象的睡眠。

这里有一个挺幽默的诱导例子，对米尔顿·艾瑞克森来说是挺常见的一个事情，它将让我们看到这个经常能看见的现象。"有一天，一个挺有抵抗意识的催眠对象对他说：'您能够有能力催眠其他人，但是您无法催眠我'。艾瑞克森邀请他来到台上，请他坐下并对他说：'我希望您保持清醒，越来越充分地清醒，越来越充分地清醒。'这名观察对象迅速进入到一种深度的极兴奋状态（transe①）。"杰·海利（Jay Haley）讲述了这则轶闻②，他想要在此中看到关于双重束缚（double entrave）的这个理论的一种运用。③ 艾瑞克森可能给过两个相互矛盾的指令："请您来到这里并进入极兴奋状态"以及"保持清醒"。但是这个解释并没有得到论证。唯一一个指令，它的确是由艾瑞克森给出的，它就足以创造出一个不可能的状况。通过要求一位醒着的人越来越清醒，他促使这个人到达他的极限，而这个极限把他变成异相醒觉的状态。因为虽然一切都是醒觉状态，就像那些边界人遇到的情况那样，遭遇阴影面的几率减小，但是周围的世界会消失而有利于全面醒觉，后者不论对什么东西都只是醒觉的状态，因而，

────────────

① 法语 transe 一词具有极兴奋状态和（通灵术中灵媒）鬼魂附身的状态之意，可参见本书第 91 页，注释①。在本文中结合上下文语境取其"极兴奋状态"之义以及"催眠的出神状态"。——译注

② 《关于催眠的一个相互影响的解释》（An Interactional Explanation of Hypnosis），载于《催眠的性质》，第 281 页。

③ "double bind" 也被译作 "double lien"（双重束缚），这个概念由帕洛阿尔托学派（Palo Alto）创立。我认为 "double entrave" 这个译法是由迪迪埃·安齐厄（Didier Anzieu）提出的。

对于任何特殊对象也是一样。

在刚刚说到的情况中所提出的这个问题要知晓的并不是催眠为什么得以实现，而是为什么这个催眠对象服从了指令。这个指令已经是双重且自相矛盾的，这不能足以消除抵抗。如果催眠对象并不真的想进入极兴奋状态，那可能就不会发生任何事情。显然，这个对抗含有一种否定，以及很可能还有一种蛊惑，它强烈地表现在这句话里："您能够催眠其他人，但无法催眠我。"艾瑞克森的巧妙在于回避了这种对抗。如果他试图通过表达其催眠意志正面与其对峙，那么他只会强化了这个抵抗。为了绕过这个否定，他就只是同意了这个人的意见，在言语或表现出来的希望中以此作为出发点，并促使它们达到极限，使得催眠的一个主要特征立刻得以呈现：全面的且因而是不能继续的醒觉状态。

这则关于这个独特的诱导的叙述具有一个可被变成规律的要素：治疗师与对象的当下状态保持一致，他从对他建议的醒觉的形式出发，并使这个形式脱离于其通常的活动范围。为了使全神贯注的过程能够得以开始，那便有一种必要性。某些习惯于这种经历或决心要了解它的人就不需要为此做什么准备。但是，如果有人处于焦虑、痛苦中或只是对其生活中的某个因素感到极度忧虑，这些传统程序普遍对这些难以受干预的状况产生不了很大的影响。因而，对于治疗师而言，这个力量就是让自己处于最佳位置来建立起与患者的关系，准确地觉察出他身处何处以及他是如何身处那种境地。被催眠的人是否会太过忧虑而无法集中精神？也就是说,他过于被某件事情所吸引而不能从这件事情中摆脱出来。那么,我们将会把这种忧虑看得更加重要。它在质和量上都变得更为重要,以使得被催眠者注意到这个唯一的感受或唯一的忧虑,并使他全身心地来注意这个事情。这样子我们就将获得精神集中的状态,又或是滋长的专心状态或绝对意识的状态,那都是一回事。我们将从受限醒觉转入到全面醒觉。

但是,在这个过程中,催眠治疗师参与的是哪个部分？只考虑交谈人的话语是不够的,或者更确切地说,仅限于倾听或理解是不可能的。一些多重研究表明,发生的所有对话都产生并意味着声音、动作或呼吸在节奏上的一种同步化,这种同步化是基础。它一旦建立,就允许并需要一些细微变化,这些变化使听者始终"把等待、惊讶、预期和创新结合在一起"。①

这些感官样态存在于任何一个对话之中,治疗师去把它们加以系统地利用。他在觉察到病人特有的那些节奏后,努力地对这些节奏加以模仿。通过这种方式,就他而言,他把一些自发的过程转化成人为地来再现它们,但这种人为的方法并不是笨拙的仿效。治疗师模仿病人并不走搞笑路线,这个模仿是严肃认真的,也就是说,它没有距离,紧紧贴合所感、所见、所闻。有

---

① 　彼得·布朗(Peter Brown),《催眠的大脑、催眠治疗和社交沟通》(*The Hypnotic Brain*, *Hypnotherapy and Social Communication*),耶鲁大学出版社(Yale University Press),1991年,第63页。

时候,应该说,为了催眠能够得以进行,对治疗师的人格的信任是必需的。但是如果治疗师与病人感同身受,那么就没有必要求助于这种态度。病人不必作出信任,因为他遇到的这位治疗师通过他的姿势、动作、声音,表现出他对他是百分百地专注且他和他完全一致。

如果这个人为的方法再不具有一种轻快感的话,这里谈到的这个严肃的事情对于病人来说就会令人难以忍受,因为心理治疗师在这里并不是出于趣味,而是出于职业关系。认为治疗师并不具备功能,他不做不说,只起到蜻蜓点水的作用,这样想可能就错了。相反,加上他的智慧、感情、情感,他完全就在其中。他没有权利耳聋眼盲。他进行思考,但是要把自己的想法放置一边。他具有感受,但他的这些感受并不属于他。他富有情感,但他的情感只持续到履行这个职业所需的时间长短为止。这是一名醒觉状态的专业人员。每时每刻,他都神清气爽,精神饱满。他的职责就融入进这种存在的方式(cette manière d'être)中。

但是他不对来找到他的他者负责。对于一名亲友的责任和人为方法的不可能性是有关联的。我对我的孩子、妻子、兄弟负责,对我的朋友可能就是不同的责任,因为他们对于我来说就像是我自己身体的延伸部分。如果我模仿他们,那么就是在可笑地模仿我自己。对于他们,放弃我自己的那些观点、坚信、伪信仰以及所谓的价值观是不可能的。

从病人到治疗师的这段关系是依时机而定的,暂时的,临时的,因此它可以是一种全面的强度,但是当然只要它在热情和客观方面保持一种严谨的抽象作用。之所以我人为地模仿病人,那是为了非常迅速地和他在一起,就在他所处的那个处境里。我必须立刻准备好遍游几个对我来说还很陌生的人类世界。有人来找我看病是为了向我寻求给予他自杀的勇气。既然我已经答应接待这名患者,那么显然我也接受了他的打算。另外一个人出于一整串正当的理由而必须结束他母亲的生命,那么我就应该在这件事情上帮助他。我如何避开这些事情呢?我现在就被卷入到自杀和杀人的事情里。① 为什么事情并不是这样的,因为我既不对前者负责,也不对后者负责。相反,我即时的责任是在与这些人之间建立起具有这样的质量和力量的一种关系,使得对话者能够在这些事情上表现他自己的责任范围。至少如果他这样希望,因为就在这个时刻,他用我去代替他的责任也好,想要把他的生命过程变成任何东西都好,这都不归我管。我所冒的风险是极大的,但它是病人不得不冒的风险的必然结果。我的危险赤裸裸地揭露了他的自由所必须要冒的风险。

情况发生了翻转。现在,治疗师被病人催眠,这意味着他在其特有意图和关注上极度退出,他沉浸于一种待处理的高度的

①　第一位患者还活着,可能还好转了一些。第二位并没有结束他母亲的生命。但是这些结果对于治疗师而言在那一刻是不重要的。力求真实的一段关系将把患者引导到遵循我们的价值观的道路上,这样的想法是错误的。做预测是不可能的事。重要的是让人赞同任何一种价值观,甚至是关于生命的这个忧虑都被放置到一边。

醒觉状态中。因此他就把自己置于异相醒觉的状态下。对他来说，诱导已经发生，并且这是因为在这件事上他先于病人而行，他才能够引导病人到这个领域里。

因此，治疗师通过适合的模仿，其目的并不是要和病人开始变得亲近，分享他的感情或影响他的思想。微不足道的解决办法可能会让这个治疗看上去像种人道主义支援。面对任何的忧虑，他在这个世界内部的撤退，他的专注分析，他对于自身而言的抽象化，这些都只是做出和病人被要求做的一样的表现。之所以治疗师是有必要在病人之前并且和病人一起做出注意力的急转，那是因为联系不存在，集中注意力就不能够存在，它就是最实质的。因为这种全神贯注——我们看得更远些会看得更清楚——是一种期待（attente），并且已经是一种协调（accord）；在其最深处，它趋向于它所期待的以及在当下是和应该是无性质的、中立的、无拘束的东西。这是唯一的方法来完全达到期待的程度，也即期待的力量。这个时候，建立联系的人为手段，其中立性，其抽象化，变成在它最珍贵的东西里的生命本身。如果面向全面醒觉的撤退成为可能——结果将会对此有所说明——，那么它正是通过这个联系曾已经是可能。

治疗师走在了我们前面，并且他应该这样做。那么，现在，这意味着什么呢？他任由固定和受到吸引，也就是说，他变得全神贯注了，高度专心地等待一切，同时又不期待任何事情。换句话说，因为他的醒觉状态为了一切也可能不为任何事情而做好准备，这个他的醒觉状态被全面化了，并作出预期。他模仿我们,就像病人那样,因为他被我们所吸引,因为他是注意力,期待和预期。他并不是作为一个指南而处在我们前面,这个指南可能将我们领入到一处我们并不了解的位置,并且是他可能教我们发现的位置。他先于我们,并且只要他先于我们,他就已经在我们的这个注意力的里面,并且通过这个注意力,我们将走在我们自己前面。在他变成无用之人的时候,这是有必要的,因为与治疗师建立起关系,这就是参与到期待、预期中,并且因此就是参与到预先的事情中。

但是暂时,这份等待处于停止和悬念之中。中止(arrêt),是因为在受限醒觉的表现中,我们所有的关注都应该受到妨碍。当我们仅研究催眠的首个特征,即迷惑力的特征时,催眠所给出的感受就由此而来。一切都是固定不动的,因为直到那时我们所认知的生命运动应该被停止了,因为我们并不适应它:它过于刻板或过于贫瘠。它暂时应该不能够得到进一步发展。

因此,我们处于预期的开始,那时它以一种消极的形式呈现出来。借助预期,我们能够形成一些设想,这还为时太早,因为这些设想可能表现为古老的形式,不再令人满意。但是这个活动是最重要的。它表明我们有可能保持距离并且不再任由被引导到我们平时对待他人和世界的那些方式中去。

2. 不确定性(L'indétermination)

醒觉时的且凝聚的注意力停止了,对于患者而言,这个注意力所带来的那些结果到底会是什么样的呢？人们已经看到这种注意力区别于入睡时的那些前兆，但是它与醒觉状态的不同之处在于哪里？至于后者，我们每天都有所体验却对它无所关注。

如果异相醒觉是存在的或者可能是存在的，那么它就应该属于注意力集中（la concentration de l'attention）的一种更为特殊的形式，也即醒觉状态的一种形式。比如，当我们建议某人注视或想象他的手，选一根手指并且除了其余一切就只注视这根手指，这是为了让我们通常的感觉方式失灵。我们不再受到电影影像魔力的影响或者说话嗓音魅力的吸引。一本书、一部电影、一种嗓音、一门研究引起我们的兴趣，吸引我们或让我们着迷。但是当这些东西使我们脱离一个环境，那就是为了给我们提供另一个环境。因此，那就只有注意力的转移，注意到意识对象的变化。这种固定（fixation）让世界的存在淡化，并将我们反射回自己的内在（notre intérieur）之中，这个时候都发生了些什么事情呢？

如果我们参考醒觉状态让我们每天感受到的体验，那么就完全不会有任何人或事有可能被感知到，除非这些人和事都置于邻近相关联的地方。然而，这却是催眠师提出的相反面。他希望孤立于手掌之外的这根手指变成就好像是脱离语境的那个单词，但它仍然应该具有一种意义。这是荒谬的，因为注意力不能被操练；醒觉状态是不可能存在的。事实上，当注意力集中在一个对象上的时候，为了感觉并给出一个意义，它必须在这个对象和其周围环境之间，也就是在具像（la figure）和背景（le fond）

之间不停地和那些差异一起发生作用。对象正是通过这唯一的方式才能够达到确定,接收到一种形式并获取一些特征。换句话说,如果没有对于一个对象的分心(distraction),没有从这个对象到其周围环境之间的往复运动,那么集中于这个对象的注意力就绝对不会有所发展。因此,任何确定始终都意味着它是区别于其他。真想不到这是一根手指,而想不到的这件事首先需要暗示或明示地认识到这既不是别的手指,也不是手、身体,最终都不是,如果我们从即时的语境(contexte immédiat)转入到疏远的语境(contexte lointain),那就可能完全是另一回事了。

我们仍然假定催眠师的指令导致一个结果。那可能会是什么结果呢?没有支持的对象可能就变成了无关紧要,因为它变成了未被区分的状态。由此可见,如果专注于差异的分心状态使得注意力不再得以维持,那么就这个对象而言,这个注意力就只剩一些精神涣散的性质了。注意力可能变成完全的精神涣散(distraction),暂停状态下的这个对象不再具有任何确定性,它可以处于与任何东西都有关联的状态。因此,想要让目光固定在唯一一根手指上而不考虑其或近或远的周围事物,这是不可能的。

然而,除了唯恐失去那些优势的受限醒觉,谁是这份不容置辩的报告书的作者呢?受限醒觉先验地就排斥有可能破坏其坐标系的东西。不过做这个实验完全不需要催眠师。它曾经在,或许现在仍然还在任何人的能及范围内。儿童游戏是巨大热情的反映,这些游戏通过不断地让我们只看见唯一的一个,使我们再也看不到任何东西。他会在青春时期的闲暇时光里，在跨出浴缸的时候，没完没了地细细打量他的脚，盯得不亦乐乎，直到他的脚发生变形或呈现畸形比例，而这种变得无限混淆的感受会给予我们美妙的回报！长大之后，过于急着变得严肃，关心的都是我们工作的重要性，我们失去了对于冒险奇遇的兴趣。然而，这些事情能够为我们开辟一个通向新世界的入口，毕竟那是最熟悉的。

受限醒觉暂时有理由持怀疑的态度。虽然它适合这种体验，但很有可能受到扰乱。它习惯于分辨自我和世界，并把人的尊严置于本性的控制中。然而，在周围环境不存在的情况下，固定在唯一的一个对象上或缩减对于唯一一个刺激的注意力，这使得自我和世界之间的安心辨别不能得以维持，这仅仅是因为各种差异都被消除。受限醒觉为了让这种体验暂停，甚至都有理由认为有关各种区分的这条原则受到威胁。因为它感到它即将迷失，它进入到一片令人生畏且使人焦虑的混乱之中。可是获得这种体验的其他方法并不存在。所以催眠师认为它很重要。

米尔顿·艾瑞克森知晓各种各样用来诱发混淆的技巧策略。例如，他提出强化注意力的作用直到消除注意的对象。对于受恶心反应影响的人，他是这样建议的："我能够要求患者真正地仔细观察这个恶心反应。这个反应实实在在地从哪里开始——腹部，胸腔，咽部？您确实是在什么地方最先产生这种感觉？您要求患者全神贯注于他的恶心反应。"对于这项操作的意义,我们在评论中没有找到任何疑义:"每当您通过细节剖析某些事物,就会破坏它。您破坏了它的价值"。① 这就足以表明受限的醒觉被强化至其可能性的极限情况时,它也就摧毁了自己。

大量实例叙述显示了在活动状态中的同一个目的。一对男女的言行举止带有刻板且注重礼节的特征,他们抱怨没有小孩,尽管他们"在身体达到最佳状态的情况下,已经进入到以生育为目的的一段全天候的婚姻关系中"。② 艾瑞克森在答应他们施以一种治疗方法时,让他们的注意力状态,即他们的醒觉状态得到提升,并且当他们准备好接受一种治疗方法,那时,在他们看来,这种方法只能够是与他们的关系和愿景有关,在这个时候,他建议他们"为快乐做爱",这激起他们的反感并让他们感到张皇失措。又或者某一天,当有个人来找他催眠(或不催眠)自己,在向他伸出手之后,艾瑞克森俯下身子重新系好鞋带,在这个时候,这个实施的突变在感知领域中的催眠效果就是立竿见影的。

---

① 《治疗催眠》(*L'hypnose thérapeutique*),ESF 出版社,1986 年,第 65 页。有趣的是,佛教徒提出了一些相似的修行:"让我们来举个例子:您体会到一种痛苦的感觉[……]首先,您应该学着不因那些不快而感到懊恼,不因那些忧愁而感到烦恼。但是请试着参悟为何会有这种悲伤、烦恼和痛苦的感受。请试着考虑它是如何出现,是何因缘,如何消散和停止。请尽力像您从外部进行观察那样对它进行检查,不带任何主观反应,就像一位学者观察一个物体那样。这里您还不应该主观地把它当作'我的感受'来对待,而只能是客观地当作'一种感受'来对待"(瓦尔朴拉·罗睺罗(Walpola Rahula),《佛陀的启示——根据最古老经文》(*L'enseignement du Bouddha d'après les textes les plus anciens*),瑟伊出版社,观点丛书(Points),1961 年,第 101 页)。

② 《治疗催眠》,第 138 页。

所以注意力反而被促使留意某些甚至在出现前就要令其消失的事物。我们在这个案例里清楚地看到强调期待和阻止期待的这个双重活动如何引发感知系统或道德体系的崩溃，造成混淆，然后使一种新体系得以显现。那么这就存在着诸多手段来解除普通的醒觉状态：要么让那个对象受到过度的确定，直至没有一个确定与之相适应，要么用另一个不能继续的对象代替预期的那个对象，要么赋予它两个不相容的性质（一个是适合的，另一个则是不适合的①），要么对于这个对象而言让确定（détermination）和否定（négation）都被接受，这是一回事。在所有这些情况中，被摧毁殆尽的正是这个参考体系。

但是这种混淆做何用呢？我们认识到它是破坏受限醒觉的强度所必需的；人们想知道的是它能够通达何处。自我或意识再也不能给世界里的那些对象限定范围，感知的与作用的那些标记闪烁不定，那些基本区别变得模糊不清。这足以说明自我和这个世界同时消失了，因为，由于没有表演，观众就消失了。这个被全面化的不确定性取消了自身的那些固定点，并且它能够仿佛觉得就处在一个深渊的边缘；再也没有任何稳固可靠的东西被提供来作为可能的根据。但是相反，丧失与外部现实的联系让想象的世界恣意自由；大量当前的或过去的印象，又或者一些对未来的预测，就拥有一种得以展开的空间。

如果虽然发生的事情在最开始的时候让我们感到不安，但

① 《治疗催眠》，第 134 页。

是我们仍然拒绝回到陆地上，也就是说，如果我们留给体验可以随意进行的时间，那么就会在稳固的背景下停止落入深渊，并且对于虚（le vide）的害怕将平静地发生变化。此外，我们产生的那些幻想即将成形并向我们揭示获得解决困难的那些途径，这些困难曾导致我们尝试这个考验。但是为什么是这样，为什么现实中欠缺的支撑可能并不导致疯狂或谵妄？因为人类拥有预期其动作的能力。从此，这就不再只是确定任何运动的一种预期，而也是对于酝酿中的未来的一种真正期待。

发生了什么事情呢？由混淆引起的全面的精神涣散，与全面醒觉同化，后者是一种特别的集中（concentration）的结果。注意力或固定在一个对象上的醒觉状态有别于集中，被定义为是运用在一个对象上的全部精神（tout l'esprit）。当这个对象由于不断地固定导致消失的时候，集中状态仍然继续，但是会产生不确定的动摇。有一天，一位生物学研究员跟我解释说，当他在显微镜下观察了好长一段时间的细胞之后，他不再知道所看到的东西是否不是他自己的创造，他再也不能在一个事实和一种想象之间进行真实地区分，因为他完全沉浸在这个对象之中。当然，他掌握有检验和复制再现的步骤，但是只要这个方法的时间得以持续，这样的一种混淆的可能性就仍然是存在的。在催眠状态下的那些体验就是这样。被强化到极限的集中与这个对象脱离，就好像它在自己身上抽身离开似的。这位研究员可以创造出一些环境，但是有可能会融合其中，既不再清楚他是谁，也不知道哪个是环境世界（monde）。

我们能够以传统的观点，用两种相关联的方式思考这种自我（moi）和环境世界（monde）相互关联的丢失：离解（dissociation）的方式和幻想（hallucination）的方式。中断的发生与感性现实（réalité sensible）相关联，如果这个中断得到强调，那就是说，这个人被分解了。他所支配的意识始终是对于某事物的意识或者是关于发生某事的意识。既然主体和客体之间的这道联系不复存在，或者至少感觉缩减到尽可能最低的程度，受限醒觉的意识就会被束之高阁，它停止发生作用，变成空置而不被占用。对于那些对它进行的刺激，它也无动于衷。身体不再发挥介于受限的醒觉和环境之间的中间状态的作用。它感受到现实让它经受到的那一切，它传递信息，但是接受者却没有了。

这第一个描述要求被明确表达。离解（dissociation）是存在过的。但是，它发生在什么和什么之间呢？通常给出的答案是意识可能被切断了与来自外部的那些刺激的联系。这个解释既不充分，也不正确。首先，正如我们刚刚说的那样，因为没有额外对象，意识就不存在。然后因为只有借助展开想象领域，或者你要这么说也行，多亏了转移对于假想之事的注意力，痛觉缺失（analgésie）或感觉缺失（anesthésie）才具有可能。被催眠者必须全神贯注于一些与时间和当下空间都不对应的意象（images）。他被要求很想要"产生幻觉"。于是他退缩了，他抛掉物质世界内的每个烦恼，对他内在的梦赋予最大的强度。只有在他任由自己受到全面醒觉的影响的情况下，他才能够摆脱受限醒觉，后者使他与疼痛或痛苦联系在一起。但是，这个全面醒觉在这里不再是分析和考虑构成实际情况的大量参考因素的那个全面醒觉了。它在集中的状态对着自己闭合了。之所以疼痛不再被感受到，那是因为发生了双离解：在受限醒觉和全面醒觉之间，在全面醒觉和外部世界之间。如果人类并不拥有全面醒觉，那么离解以及痛觉的缺失就不会有可能。

关于疼痛的经验，与之最为有关的就是离解，因而它仍然是与幻觉相关联。尽管如此，幻觉仍然应当撇开离解来被考虑。催眠师们懂得要么积极地激发离解，为了让不是感官赋予的东西能够被看见、听到或感受到，要么消极地激发离解，为的是令感官应该传递的东西不被看见、听到或感受到。这可能就是幻觉，因为根据经典定义，有幻觉者被"导致表现得就好像他体会到一种感受或体验到一种感觉，而这种感受或感觉的正常的外部条件并没有处于实现状态"。[①] 但是必须立即修改这个描述，因为在催眠状态下，正常的外部条件得以实现。还必须对幻觉的术语的使用进行另一个极为重大的细微修正。自 20 世纪初起，一些严谨的催眠师意识到了他们令之产生幻觉的那些被催眠者们只是出于好玩才会接受这些做法。他们完全不相信别人能够让他们说或做的事情，对于精神病患者而言，这个事情则恰恰相反。[②] 在催

---

① 安托万·波罗（Antoine Porot），《精神病学的初始教程》（*Manuel alphabétique de psychiatrie*），法国大学出版社，1965 年，第 254 页。

② 关于一些被催眠者可能会犯下的犯罪行为，还从未有人能够提出过一个案例。参考约瑟夫·德尔伯夫（Joseph Delboeuf）（1831—1896），《睡眠与梦以及其他文章》（*Le sommeil et les rêves et autres textes*），法语版哲学著作汇编，法亚尔出版社（Fayard），1993 年，第 339—386 页。

眠状态下,与外部世界的隔绝永远都不是彻底的。[①]

这就是说人类服从于两种不可分离的醒觉状态:受限醒觉状态和全面醒觉状态。也就是说,这个描述让我们不停地从一个观察点到另一个观察点。如果这是受限醒觉在诉说,那么在催眠体验时,它就会说它仿佛头脑空白或者它满脑子都是那些不知道来自于哪里的幻想。反之,如果是全面醒觉,那么它会说就应该丢弃它这位邻居的那些狭隘之处,从而给一种更为复杂的现实腾出位置,关于这种现实的意象迅速增加就是一个证明,并且这个更为复杂的现实可以改造先前毫无可取之处的现实。受限醒觉将能够提高身价,从而肯定它决不会受旁边这位自负者的那些小伎俩的欺骗,因为它保持着警惕:它非常善于辨别想象和现实,或者是分辨所谓的无感觉和找上门的疼痛。

然而,这种双重性只有在实施了催眠引导的时候才不显现。这是一个日常问题。在每个人身上,在能够清楚明白且有区别地思考事情的那个人旁边,都有一个离开的做梦者。罗西从米

---

① 通过那些巧妙的实验,欧内斯特·希尔加德(Ernest R. Hilgard)指出使得感觉缺失的离解并不完全。对于这个体验,始终都存在着一个"隐蔽的观察者"。因此这个概念叫作"新离解"。离解这个术语设想在有些系统之间发生了这样一个分离,使得任何互动都不可能发生。这个新离解承认在那些被分离了的系统之间具有一个互动。其中请参阅欧内斯特·希尔加德的《分裂的意识:人类思想和行为中的多种控制》(*Divided Consciousness:Multiple Controls in Human Thought and Action*),约翰威立父子出版公司(John Wiley and Sons),纽约,1977年,以及《催眠中关于疼痛缓解的新离解阐述》(A Neodissociation Interpretation of Pain Reduction in Hypnosis),载于《心理学评论》(*Psychological Review*),1973年,第80卷,第5期,第396—411页。

尔顿那儿又拿回了"日常普通的催眠状态"(transe ordinaire quotidienne)这个表达,并且给出了一些例子:"视线固定在一杯茶上的家庭主妇,把目光投向远处讲座中间的大学生,以及没有回忆任何路线细节便不知不觉到达目的地的司机。"①这些存在的等级之间的互动如此明显,以致于乍一看都搞不清楚这两个中哪个适应现实,哪个则正在躲避和做梦。那位家庭主妇迷失在思绪中,碗碟或扫帚在一边徒劳等待;同样地,那位大学生一会儿将难以列举这样或那样的事实来详细地分析听到的讲座。这里,日常催眠状态属于与梦有关的方面;它隐约有些意识。但是在下述情况下,发生的事情则恰恰相反。催眠状态,即有意识地遗忘完成的事情,它使得驾驶行为灵活且准确无误,而如果驾驶员对于其一系列动作有着清晰的知觉的话,那驾驶行为则不会具有灵活性和准确性。因此,这不再是有意识的受限醒觉,它感知到对于一种一体化的行为(action intégrée)所需的大量刺激,这是既完全意识得到周遭最细微的变化,又是无意识的一种醒觉,之所以无意识是因为它无需使自己清楚。

3. 可能性(La possibilité)

由此可见,区分有意识和无意识对于分析与环境(monde)

---

① 《催眠和亚昼夜短期循环——催眠的新型态理论》,载于《美国临床催眠期刊》,第 22 页。

的关系来说并不恰当，而且全面醒觉此后向适合它的场域开启，即可能性的场域(le champ de la possibilité)。因为它有两个功能，一个是把接收到的感知重新放置到一个更加广阔的环境里(幻想或走神)，因而就是消除受限醒觉的范围，还有一个是支配学习(apprentissages)①(综合的自动症(automatismes intégrés))。在这两种情况下，它要么作为可能性(éventualité)，是可能的场所，要么作为实际能力(capacité effective)，是也许能够发生和梦到的事情。因此，适合考虑的区分应该在可能性和实现之间、潜在性和现实性之间，又或更应该在潜在的事物和现实态的事物之间进行辨别。

现在就有一个答案可以回答刚才提出的问题：如果异相醒觉不同于睡眠，那么它与普通醒觉，即与受限醒觉的不同之处是

---

① 艾瑞克森谈"无意识拥有的这个巨大的学习蓄水池"(《治疗催眠》，第22页)。这个形象化的表达巧妙地让人联想到潜藏在每个人身上的那些可能性。如果按字面意思来理解这个表达，那么就有可能产生错误。首先因为不存在名词性质的无意识，只有副词性质或形容词性质(参见樊尚·德孔布(Vincent Descombes)，《副词性质的无意识》(L'inconscient adverbial)，载于《批评》(Critique)第449期，1984年10月)，然后因为那些学习是一些可能性，因而并没有储存在某处的一家后店堂里。艾瑞克森对此很清楚，并且看到一种合适的用法："对于催眠的出神状态(l'état de transe)本身而言，它应该被理解成一种特别的、唯一的心理状态，但完全是正常的心理状态。它只是在表面和睡眠很相似，它的特点是种种伴生的心理效应和处于某种程度的醒着状态的人格机能，这种醒着状态不同于一般的或日常的醒着状态。为了方便概念化，这个特别的状态或者这种程度的醒着状态被命名为'无意识'(inconscient)或'潜意识'(subconscient)。在催眠心理疗法方面，这种特殊的醒着状态的作用是可以且变得有可能让患者不受其有意识的心理(mind)影响，对以往的生活体验以及在他们参加治疗过程中新的体验领域作出反应"，《论文集》(Collected Paper)，第4卷，第37页。

什么？它像全面醒觉一样不同于受限醒觉，要么像想象能够与现实分割开来，或与过去、现在和未来联系起来，要么像经验习得的贮藏所，这些经验总是准备好根据环境去被实施。在这两种情况下，这个想象的事物起到了预期的作用。预期还仍未发生，但可能重铸过去或呈现未来的情况；预期动作和行为，这些动作和行为已经实现了许多次，并且它们不再需要三思而后行，类似于根据需要而使用的方案或纲领。

关于可催眠性（hypnotisabilité）和暗示感受性（suggestibilité）的争论如今能够得到一个新的观点。人类是不是都可以被催眠，或仅仅某些人才可以，这个问题在其重要性甚至在其意义上大概已经有所降格。因为如果异相醒觉所发现的全面醒觉是人类的一个特征，那么可催眠性对他们而言就是共同的。但是这并不妨碍某些人能够抵制住在形式上实现的这种异相醒觉。那么就有人会很巧妙地问道：为什么存在这种抵制？有多少个体就有多少种答案。这就好似有人借口有些人不行走，从来没走过路或再也无法行走，而希望进行学究式地辩论来弄清楚是否所有人类或仅仅某些人能够走路。[1]

―――――――――――――

[1]　这里就有一个例子是关于这种错误的争论，它是一本佳作的节选，这本书对催眠技术做了一个回顾。有些人被命名为"宽容型催眠师（hypnotiseur permissif），他们把催眠状态看成一种改变了的意识状态（un état modifié de conscience），它是人们多多少少都能够进入的一种状态。希尔加德和韦森豪弗（Weitzenhoffer）证明了可催眠性是人们在各种不同程度上具有的一种天赋或一个特质。它根据高斯（Gauss）曲线被分布在总体之中（双峰钟形曲线）"（丹尼尔·布朗（Daniel P. Brown），埃里卡·弗洛姆（Erika Fromm），（转下页注）

暗示感受性能够在其性质和范围内被理解。易感受暗示的人，就是说他准备好接收或接受治疗师的建议或指令，他在受限醒觉中丧失了他的标记。他所处的混淆状态使他倾向于相信仍然处在组织有序的世界里的另一个状态，后者想要将他引导向更好的状态。如果催眠师要求被催眠者抬起手臂并让手臂僵住不动，或者命令他看坐在一张椅子上的一个人，而其实既没有人，也没有椅子，那么就算这不会使人受到任何约束，这个被催眠者也没有理由逃避这些指令。

相反，一个多世纪以来，催眠师们注意到病人们拒绝做出违背他们道德信念的一些行为。但这可能不是道德的问题。在全面醒觉中，混淆重新让每个人面对他自己想象的事物（imaginaire），他做梦和建构世界的独特能力，也即对世界进行确切表述的以及对他而言最不可触知的东西。[①] 催眠引导让这个想象

_____

（接上页注）《催眠疗法和催眠分析》(*Hypnotherapy and hypnoanalysis*)，劳伦斯埃尔伯合伙人(Lawrence Erlbaum Associates)出版公司，1986 年，第 53—54 页)。这就是几乎没让我们取得进展的地方。莫里哀(Molière)的医生们说的也一样。因为肯定催眠状态是一种改变了的意识状态，对于事物来说，理所当然的一种推广的方式就是取它其中一个效应。至于用天赋来确切表述可催眠性，一样是仰仗于催眠功效。留下未解之谜的高斯曲线倒是可能证明相反的论点，因为每个人都或多或少具有这个特质。人类的一种主要能力就像其他所有能力一样处于不同的现实态，为什么这个观点不容易得到同意呢？

① "对于每个被催眠者来说，他有能力收到的那些催眠暗示的方法是用他的梦提供给我们的，也就是说，研究人员将能够获得的来自于他的那些行为，都源自于其性格、教育和习惯，它们与生俱来地要在睡眠期间自发地表现出来。"(约瑟夫·德尔伯夫，《睡眠与梦以及其他文章》，第 380 页)。弗朗索瓦·达雅克茨(François Duyckaerts)陈述了德尔伯夫的观点，《哲学家和催眠学（转下页注）

82

的事物亮起了红灯，暗示感受性在这道边界上戛然而止。对于催眠治疗学家们来说，这是一个公共场所。他们善于能够有效地暗示这件事情，就是被催眠者自己有能力在此时此刻对自己进行暗示。①

然而，借助催眠，很明显没有任何东西可以阻止他自我暗示一些重组（réformations）或变形（déformations），这些东西在当时是适合他的，但长期而言将对他造成损害。某个总是看别人眼色而活的人，尤其是看最强者他们的眼色来行事，

（接上页注）家——约瑟夫·德尔伯夫》(*Joseph Delboeuf philosophe et hypnotiseur*)，圆形思维的妨碍者出版社，1992 年，第 68—76 页。关于这个问题，我们一样能够援引米尔顿·艾瑞克森的话："人们经常进行一种既无论证也无依据的假设：既然暗示诱导并维持催眠状态，并且能够激发一些催眠的表现，那么从催眠开始发展起来的这一切就必然应该全部都是暗示的结果，且基本上是它的表现。与这样的错误想法相反，被催眠的人仍然还是那同一个人。他的行为只是受到催眠状态的改变，但是即便如此，这个被改变了的行为仍然源自于病人的生活经历，而非治疗师。催眠状态的诱导和维持用来引发一种特殊的心理状态，在这种状态下，病人能够重新结合并重新组织其内在的心理复杂性，用一种与他们自己的生活经历相协调的方式来利用他们本身的能力[……]。治疗引起的正是这个重新结合和重新组织，而非反应行为的表现，后者最多只能够令观察者满意。"（《论文集》，第 4 卷，第 38 页）

① 一个人与一群人打交道，个性就会消失其中，但这个时候有可能停留在混淆状态，而不呈现特异反应性（idiosyncrasie）。希特勒在《我的奋斗》一书中建议每天晚上都搞政治聚会，因为疲惫了一天的与会听众更容易变得具有易感受性暗示性。这个对民众极具慑服力的人，这个大催眠家知道他在说什么。他尤其清楚他的信徒们应该会停留在催眠的那个阶段，也就是不确定性的那个阶段，而且必须使他们不可能利用这种状态来重新找到他们自己最强大的地方。诱发混淆是一种暴力。这个暴君为了自己的利益使用这种暴力，把自己的观点强加于人。相反，唤醒者让人接受这同样的暴力是为了不费一兵一卒而建立起联系。这就是同样的催眠。不同之处就在于前者停留在混淆的阶段，而暂停在预期中的后者则准备采取新的步骤。

多亏了催眠，他在我这里获得了更多的自信，但我是不得不做了这个不恰当的工作。后来我偶然得知他自以为天才，大概没什么东西挡得住他。因此，我促发了轻微的偏执狂（paranoïa），认为催眠没有风险，始终都是有益的，尤其是因为它是由一些专业医生来操作，这种理解属于天真的想法。短路总是处于可被利用状态，它可以避免那些彻底的改造。比如有可能引起错误记忆。[1] 有些催眠治疗学家，虽然抱有最好的意愿，但是无论为了让心理治疗医生高兴，或是为了构成一种假借人格（une personnalité d'emprunt），他们一定会迫使病人去回忆没有发生过的创伤，这些创伤的存在对于病人而言很重要。

暗示感受性表现出其正反两面的效应，这就要求我们必须在其中觉察对于每个对话所必需的一个弹性范围。如果并不存在暗示感受性，那就不会对能够产生一种变化抱有任何希望。在它这里，当下就似不可避免地不再成为必要。诚然，它应该被看成是一种顺从和被动的状态，但是这种顺从和被动性包含有可塑性。不过决定变化的正是一种积极的特征。其相反面是僵硬而缺乏适应性（la rigidité），也即只限于熟知的，得到确定的和检验的东西，拒绝接纳新生事物。没有暗示感受性的话，任何联系对于可能事物的出现都是无动于衷的。

---

① 让-罗什·洛朗斯（Jean-Roch Laurence），来自蒙特利尔大学，在一档电视节目中对此作了演示。

事实上,治疗学家只是暗示和应该暗示有可能的事物[1],但只是现在一切有可能的事物。他必须听到对他所提的要求,理解改变某个特殊方面的愿望,他需要对于某种痛苦或苦恼的镇静。但是,通常,任务的范围之广使得采取的措施很难达到成功。必须按步骤进行。他被置于异相醒觉状态中的病人面前,回忆要达到的那个目的。目的是否可达成? 不,还尚未成功。但是此刻能够采取什么策略以达到近似于解决办法的程度? 想象力将起到它预期的作用并且发现困难将从何种角度或以何种方式能够开始得到解决。如果什么都没产生,那就轮到治疗学家来表现出想象力,并利用他对于这个人的了解来推进某个思考、动作,以及令人脱离常轨的行为。有时候只需假设问题已被解决就足以让有待跨越的障碍一一浮现。

对于可能事物(le possible)的这个发现最常受到治疗学家投在病人身上的目光的影响。随着病人通过话语,还有嗓音,姿态,肢体动作,模仿来进行沟通,表现一种独特性的那些特征得以明朗化,那一切都是被确定的,甚至是固定的,同时也是还未

---

[1] 由达雅克茨所阐述的德尔伯夫的观点:"在催眠状态下,被催眠者确实恢复了他的某个能力,即便在平常生活中这个能力受到他的忽略,如果这是真的话,那应该承认催眠学家好像只是处在一种偶然原因状态。"再有就是:"催眠学家可能只有一种缩减的能力。他也许进行干预,只是为了让催眠对象确信他能够做他认为不能做的事,或他不能做他认为能够做的事。总之,催眠学家向催眠对象揭示了他自己身上的那个能力,他释放了在催眠对象身上的一种精神力量,而这种力量是他可能过于越来越忽视的"(弗朗索瓦·达雅克茨,《哲学家和催眠学家约瑟夫·德尔伯夫》,第99、131页)。

发生的,但却可能是显现出来的。往往需要很多时间才能让一个人最特殊的东西突然出现,这件事情将受到诱发,由此发展出某个转变或某个重建。如果治疗学家已经通过其参与的这个普通性质以及有时候是通过某些字词,能够向病人指出他最为固有的东西,他支配到现在为止的那个根源,那么工作就完成了一大部分。

治疗学家通过目光来进行预期。但是他也只能够通过已经存在的东西来预期。那些有益的话语,鼓励的语言,积极正面的语言,如果都是没有事实根据的话,也就是说,如果不以真正所见、所闻、所触和所感为根据,那么它们就一无所用。更多的时候必须保持沉默,因为病人在他还没激动的时候很难去经受激动的情绪。他还太过于专注自身的痛苦而没有认识到他需要的解决办法。他并不愿意被预期得太远,因为在他所感受到的与显示出轮廓的东西之间的差距让他发生动摇,而不是让他更加坚定。因此,在治疗学家的看法和他任由流露出来的表现之间形成一个微妙的博弈,这就是可能的事情,除非他时时刻刻都能忍受得住,那就不会这样。

相反,治疗学家的那些预期的限度(limitation)对可能性的表现产生影响。艾瑞克森讲述了在一些研究班讨论课上对此作了无数次论证的事情。"在这个实验期间",他解释说,"我告诉A组学生,如果不是某个人无法显示出一种感觉缺失或痛觉缺失,她倒是绝佳的催眠对象;告诉B组我的那些医学专业学生,她是个绝佳的催眠对象,她能够显示出所有现象,除了幻视;告诉第三组学生,她能够显示出一切现象,除了某种幻听。事实上,这位年轻的女子能够显示出所有催眠现象"。① 每个组确实只能验证被指出的那个限度,并由此证明这个限度只取决于限度范围,催眠学家相信应该把这个限度范围安排在他的行动里。在这个关系中,他并不认为这是可能的,这样的事情不会发生。

这是否就等于说,凡是治疗学家认为可能的,就都是可能发生的? 如果进行预期的那个期待是有必要的,那么它是否足以让那个表现随之发生? 在这种自信的预期和万能的谵妄之间的差异被安置于何处? 谵妄患者并不是根据实际的可能事物来决定他的预期。相反,如果治疗学家想要改变现实,就像所看到的那样,他的整个技巧在于猜疑病人的真实能力。治疗学家就只是等待预期中的事情显现出来。他的相信和确信建立在就像已然存在的他的预感之上那样,即建立在某种潜在的现实(une réalité potentielle)之上。他只暗示真实的可能事物,这就是为什么在依据并随着可能发生的表现来明确表达他的话面前,他经常是摸索前进。暗示感受性,在很长时间里被等同于催眠,它可能只是一种期待,受到了治疗学家预计病人进入到期待状态这件事的强调,即病人恢复任何预期的能力。因此,确信马上就会发生什么事情,这是不同于谵妄的,因为它不断地受到可能的那个现实(la réalité du possible)的检验,这个现实与执行的那个现实(la réalité de l'effectuation)形成对比。

---

① 《治疗催眠》,第 71 页。

那么，为什么在催眠状态下，那些暗示的想象的转变是持久的？为什么我想象了一会儿的东西，比如与痛苦有关的一种不同的联系，某种创伤的代谢变化，对坚毅信仰的放弃，或者更通常一些，对于生存的一种改变了的看法，为什么在想象过后，这一切还会继续存在？事实上，我们知道，我们能够梦想一种令人开心的未来，虽然美好的日子并没有按着我们的步子逐一展开。我们将振奋一小段时间，但是日常里的那些困难将立即制服我们的热情。这就是那时在我们生命后续阶段发生的一切，在河流远离其源头的流淌之地，即受限的醒觉很久以来就构成其确实性（certitudes）和显明性（évidences）的地方。这些确实性和显明性不会感觉受到一时激动的动摇。相反，如果，且仅仅是如果，在前阶段追本溯源，并且花时间和精力让这个根源显现，那么生命的整个过程将被改变。这个事情就发生在通过异相醒觉达到创造我们的世界的能力之时，以及达到了这个能力之后，在他的计划被修改，并因此能够出现一些新结构的情况下。

想象力（imagination）和感知（perception）之间有着不可分离的联系。后者的不确定性激发前者的那些命题。当催眠的引导引起混淆的时候，事情就是这样的。不同之处在于不再只是对某个对象或某个人的不确定，而是对全部的感知世界、全部的事物、状况和人的不确定。至少，所有外部的现实（la réalité extérieure）在渐近地处于期待（en attente）和悬隔的状态（en suspense）。就像我们看到的那样，结果是当这个人在自己身上被撤离时，解除了任何迫切需求的想象力将天马行空。这就是为什么把这个作用作为一条规律的催眠师或催眠治疗学家利用一些意象来深化催眠状态(transe)的原因。

然而,这种描述尽管在大的方向上是准确的,却漏了一个要点:对于人的或面对面的人的不确定性而言,在对象的不确定性和可能的事物之间存在着一个阶段。当流露出混淆之时,为了避免感到或令人感到对虚空的不安而求助于意象是很正常的事情。这道程序出于谨慎而被多次提及。在其他一些情况中,在甚至都不知道在预期什么的这种悬而未决的期待上花费时间是很有必要的,甚至或者这是一种力求无所可期的期待,只是除了延长这种状态而已。为什么这有那么重要?这将是下一章节的核心主题,但是在这里为了引入到预期能力,对预期作一些叙述还是很重要的。

什么是无所期待,只是处于纯粹的期待吗?这就是说,预料一切,无论是什么。这不是一种虚空的期待,这种期待恰恰是为了保持与所有可能的事物的联系,并变得能够让它们得以偶然发生而特意变得虚静。一位与女儿关系不好的母亲,对她自己的敌对反应感到害怕,她对此有过错,在与她的往来接触中总是很紧张,多亏利用一种轻微的催眠,这位母亲进行了一个调和自身的漫长变化。关系慢慢发生变化。但是,此后,她必定希望这个改善能够持续很长时间,好像好处的获得得心应手并且在她的能力范围之内,这就是她又会重新发怒的状况。等待必须重新开始,首先必须忘记和忽略这个结果本身。这只是一个过去的事实,它完全没有必要再现。必须再次地什么都不期待,或者无论好坏,什么都期待。纯粹的期待,不保护任何东西,不保留任何东西,不支持任何东西,这是对于未来的特意的不确定,强化到了极限的程度,这是朝向360度全面开放的预期,没有任何限制,这是对于所有潜在的可能事物的预期。

我们通过中国文化,虽略绕远路,却可以更好地理解这个期待或合理地把这个期待变得晦涩难懂,这个期待不再只是对于那些对象的不确定状态,而且还是对于那个人本身的不确定,它对可能的事物产生影响。有些汉学家说中国文化可能赋予了平淡(fadeur)一种非常特别的价值。① 这并不是赋予给这个平淡的观念,而是对于其感觉的体验来说。平淡是难得的,因为它先于所有的味道并且对它们不造成妨碍,因为正是它展现了它们同样的可能性。因此艺术在这种寻觅中变得细腻。绘画艺术运用水墨,只运用黑白对比,而不依靠色彩的普通光泽;还必须最大程度地稀释这水墨,以能够充分运用所有现象的现实。音乐变得无声,为了使所有的声音之间可以进行联系。至于文学,它将并不力图揭示含义;为了更好地与和谐相联系,即与一切相

---

① 参考弗朗索瓦·朱利安(François Jullien),《淡之颂》(Eloge de la fadeur),口袋书—书库—评论丛书(Le Livre de poche, Biblio, Essais),1991年。这个主题在许多著作中都有反复出现。比如石涛(Shitao)的《苦瓜和尚画语录》(Les propos sur la peinture du moine Citrouille-amère),赫尔曼出版社,即科学与文艺出版社,1984年,多亏了皮埃尔·李克曼(Pierre Ryckmans)的注释,这本语录变得明白易懂。又或者,就日本而言,谷崎润一郎(Tanizaki Junichirô)的《阴翳礼赞》(Eloge de l'ombre),法国东方学出版物(Publications orientalistes de France),1977年。

关，它将显得易懂和普通。当然，平淡、无奇和乏味将被认为是审慎的最大功效和最佳定义。越是由平淡去到中心，事物和人的可能性就越能够被表现出来。那并不是对另一个世界的一种憧憬，对一个被遗忘的天堂的一种追寻，脱离日常现实的解脱，更恰当地说，而是一种企图，根据它可以呈现的所有方面来体会和运用这个日常的现实（la réalité coutumière）。

　　为什么要绕这个弯路？因为它在我们的文化幅度内开始不再把催眠确定为一个奇怪现象，甚至是令人不安的现象，而是人类的一件年代非常久远的事情。① 之所以我们通过描写在一次异相醒觉治疗中发生的事情，终于发现一些具有非常古老表现的基本的一致之处，那可能是因为我们触及到了人里面的某些东西，而这个东西对人来说是必不可少的，并且我们靠近了其中一个解决方法，人类尝试过向自己提出这些解决方法来负担他的这个疑难问题的影响。

　　这个全面醒觉是异相醒觉的结果，它或许有点无处不在，以多变的形式存在于许多文明中。罗兰·费舍尔（Roland Fischer）通过运用一些使用致幻觉药物的实验室实验，长期与一些精神病人进行的接触和参考西方神秘学、坐禅以及瑜伽三昧境界，绘制出一张半圆形的地图，用以确定与其他各种醒觉状态相关的

---

　　① 对平淡、阴翳、无价值或不确定性的这些称颂在道教中也有同源可寻。不过，道教作为世俗的宗教，起源于中国萨满教采用的鬼魂附身的出神状态（transe）。参考施舟人（Kristofer Schipper），《道体论》（Le corps taoïste），法亚尔出版社，1982年，尤其是第18页，第67—68页，第78—79页。

那些醒觉状态。[①] 他把感知的正常自我(le moi normal de la perception),连带日常行为和放松放在上面和中心的位置。右边,冠以类别词汇"营养向性"(trophopique)(= 朝着摄取营养或力量的方向),它包含那些冥想方法,在这个词汇之下,从坐禅安详的醒觉状态列到了瑜伽三昧境界的亚醒觉状态(sous-vigilance)。左边,在"工作向性"(ergotropique)(朝向工作)和幻觉的类别词之下,可影响的、有创造性的、全面的醒觉状态在敏锐的、精神分裂症的、患紧张症的超醒觉状态(surgilance)方面得到强化,从而达到神秘的禅定状态。伴随着我们向着这个或另一个方向前进,自我通过有意识的促进活动使它检验其实验有效性的这个能力被减弱。

费舍尔并没有谈到催眠,但是对于理解任何人都固有的某些东西来说,这很容易明白所呈现的双重运动的意义。异相醒觉引起的全面醒觉状态能够根据两个方面得到发展。要么强调它建立的与意识和外部世界的那个隔断。那时候,全面醒觉状态是回缩的,返回到个人的中心,即集中,集中精力,一点都不考虑让这些精力用于任何一个行为。亚醒觉的状态,好像一种封闭的醒觉状态(une vigilance fermée),它既不关心刺激,也不留意感知,甚至排斥意象或思考,从而达到一种有意识的、无动机

---

① 《关于狂喜和冥想状态的绘图法》(A Cartography of the Ecstatic and Meditative States),载于《科学》(Science),1971 年 11 月 26 日,第 174 册,第 4012 期,第 899 页。

的、无意义的、未确定的虚空。要么相反,为了这种集中的力量而强调能力,这种力量可以表现、想象、建构一些环境以及更新受限醒觉强加于我们的那个环境。超醒觉的状态就是一种开放的醒觉状态(une vigilance ouverte)。一方面,那些冥想的方法得到交接,这些方法旨在消除与物质世界内的任何活动有关的联系,另一方面,对于创造的不安,精神错乱的风险或人造天堂带来的头晕目眩也被置于需要被面对的地方。

然而,这只是同一个事实所具有的两个方面。正如在不确定性和可能性之间存在着一种不可分割的关联那样,在封闭的醒觉状态和开放的醒觉状态之间也是同样。就像我们在上一章节所看到的另一种形式那样,这正是因为醒觉的状态是封闭的,它可以像一种在自己身上找到其根源的内生力量那样隐匿起来,它才能够是开放的,具有丰富的想象和创造性。开放的条件是封闭;封闭的理由是一种新开放的必要性。借助封闭,那些无用的内容就任由消失,一个集中体被制造出来,中央的力量(la force du centre)得到增长:开放将变得更加宽广、更加持久和有效。

这就足以表明此处讨论的醒觉状态并不仅仅或甚至首先在于光的方面,那道光来自外部以照亮世界;醒觉状态属于起到形成和改变作用的能力方面。总而言之,可能性脱离自集中这个状态,导致提出什么是潜在能力这个问题,潜在的能力集中起来,并且似乎时刻准备好协调和区分一些总是更加广阔的领域,因此,它会衍射得更好。

4. 潜在能力（La puissance）

当催眠引导结束之时,发生了什么事情？催眠引导从中止那些物质世界内部的运动开始,并表现得像拒绝任何预期那样,它通过不确定性的预期,就像没有对象的预期那样,继续进行,最后它变成了改变或重新调整的可能性,就像实际预期那样。但是现在它通过一种被强调的集中追溯源头,它既不关心摆脱过去的事情,也不专注于为了未来去想象任何东西。它结束在一种得到发展的醒觉状态中,并作为潜在能力来被人所体验到。更准确地说,它流露出的仅仅是潜在的现实态,保持不涉及任何特定动作的潜在能力。它只是能量或力量而已。

"潜在"的意思就是能量被调动起来,并且它时刻准备好转移到行动上。潜在的东西并不缺任何东西来转化到动作上。因此,这不是一种只可能导致放弃的不坚定的等待,而是在最佳的集中下的一种状态的调整,它先于行动,并且已经蕴藏力量和策略,这些对于行动的实现而言都是必要的。

这就是当人进入集中状态较深的时候,借助催眠引导所发生的事情。平静显示了克制的期待,我们用一连串的近义词来进行命名在这平静的表象之下被感受到的东西:活力,精力,干劲,生气,还有整体的景象,必要的绕弯,意图。在体验之前,人们做些什么？人连带他的害怕、优柔寡断、虚假的防御、习惯的影响一起处于受限醒觉中,他被限制在既视感和业已实现的感觉之中。当人解除了这些负担之后，哪怕就一瞬间，人自然会感受到由一股新的冲动所维持的一种敏锐。一切就好像人们撤去拦住河流的闸板，或者好像让受束缚的躯体恢复运动那样。

然而，在这个阶段，有时会出现焦虑(angoisse)。担心失去自控，因为感觉或习惯动作，这片思绪默想的沃土坍塌了。另外，焦虑表现了正在进行中的惊慌混乱。根据弗洛伊德的说法，焦虑是所有情感(affects)进行交换的小票；而且不仅仅是情感，同样还有意图和打算。应该说：它们正在以这样的方式进行交换；并且这种交换既有杂音，也有弊端。能量的所有形式，无论是情感的，或是认知的，还未找到各自的位置，它们承受着焦躁的烦扰。它们乱糟糟地彼此撞击，无视某个自我做出的那些监控的企图，这个自我已不具任何权限。

那么，有两种解决方法：要么通过一种人为的集中，力求超越到这些不适时的运动之上——经验在彼时被中断，其优势被解除——，要么相反，完全不受焦虑发展的干扰，对其放任自由。因为重要的是情感和打算能够按照一种无法预见的顺序进行传递、组织和分配。这就在于不介入这项工作，并且因此忍受它必定会造成的烦恼。既没有裂痕，也不经过锉削成形，如何能够产生一些稍具严谨的重铸？但是，如果集中精力没有让人感觉到组织能力处在活动的状态中，焦虑就不是能忍受的；焦虑曾是在路上的一片雾霭，必须穿越，无法回避。

因为它顶多近似于组织能力，集中精力是为了行动的集中。之所以去到中心，那是为了在它那里触及我们的世界，这个世界在那里聚集起来,或者是为了接收到行动的方案,那是行动的发源之地。集中绝不只是被转向它自己,因为相反它使我们失去对自我的任何关注。在催眠状态中,它只是为了奔向外面而向一种内心生活开放。在这个意义上,集中只是对行动的预期。刚才,我们或是能够在不确定中预期没什么特别的事情,或是能够在可能性中预期任何事情。从此,我们唯一的注意力汇集在像这样的预期上,也就是说,它变成了集力量和计划于一身的预期。

为什么赋予预期这种重要性?组织和区分的能力,这个前提条件,在其本身绝对不是可得的,因为作为历史根源的东西在历史上不会得到那样的理解。因此,这里只有通过策略才能够在历史中达成这件事情,而这个策略就被命名为预期。它的用武之地便是我们世界的空间和时间。但是,它会从这个空间和时间里极度地疏离出去,就好像它并不被包含其中那样,力图通过一种集中来超越到前面,这种集中清空了在时间和空间中产生的所有形式,为了让所有形式都在其中找到它们的位置而没有特别赋予任何一种形式以优先权。被显露在时间和空间中的预期在历史中摹拟非历史的前提条件,后者通过配置时间和空间缔造历史。可以这么说,预期作为预先能力和物质世界内的现实之间的调解者是必不可少的。关于预先的能力(le pouvoir préalable),预期用能量接收到组织方案的可能性;关于物质世界内的现实,它具有义务利用其能量来实现这个方案。它自己本身并没有任何力量或具有任何清晰度。它在极度集中时能够做的事情，就是成为像那样子的能量与组织方案的一种图像（icône）。

催眠引导的最根本或首要作用难道不是阻止人逃离他的世界，让他的那些努力徒劳无功？他努力不关心他的世界如何构成。难道不是迫使他完全服从、信赖中心能力？这个能力将他引到他那个世界的最边缘处。或者用其他观点来说，为了在由思考引起的脱离和距离那边，他能够重新发现某个世界的连续性，并且在这个世界里，每个人都是中心，那么是否因此这已经是全部范围了？遍地都是的这个中心，它只能够通过预期的策略力求在那里维持原状，预期并不让它跳跃到其阴影外面，但是向它示意其位置，并给予它回到那里的力量。

在这个阶段，治疗学家的职能是明确的：他应该进行预期。首先他走在前面，因为他比病人要更早进入到这个状态。接着他不做任何期望，也不思考任何事情。他是一个在场（une présence），一个总量（une masse），一件事物（une chose），一种被照亮的能量（une énergie éclairée）。他不做任何传递，因为他处于每段关系的受约束的源头。但是他在那里，要求他的对话者从他繁杂的兴趣出发，自己追溯其人格的根源，追溯有着被实施趋向的这种战略力量，追溯酝酿潜在能力之路的这种预期。

已经呈现在预期中的就是我们连续的行为和动作。我们越是做预期，就越能够让思维钻进我们行为的间隙里，使得它在那里既是积极活跃的，又是消隐不见的。我们将不再能够留意自己的行动。思考被整体引向修正，改进，完善动作的方向。因此,它与灵活的自发性相连接,有助于在与其他人和环境的联系中产生这个人的单一性。

这个目的是否是让我们根据本能活着?可以说,动物活在持续的催眠状态中。① 如果我们把催眠和其固定与迷惑的第一个阶段相混淆,那么根据实验者们的看法,只有在动物们陷入强直性昏厥时,它们才有这样的体验。但是如果在其他阶段上,且特别是在最后的阶段上,花费时间,在不断地被它们应该完成的那些姿势和动作所"占据"的情况下,它们处于催眠状态,因为它们的组织原则不具任何危机,所以才不停地处于活动状态,并且不停地与它们应该要做的事情有机相连。

从这个意义上看,动物的催眠(hypnose animale)并不存在,因为它始终是已定的。动物没有预期,因为它总是好像必须根据它存在的样子和所处的环境来进行预期。它已经一直都是被接入的状态。人类则正好相反,他寻找在他最特殊的东西和他的世界之间的这种连续性。这是个脆弱的世界,它的建立永远都是不可靠的。这种连续性在他身上意味着强调非连续性。如果他不重新进行那样的预期,恢复纯粹的预期,即到达思考和距离的顶点,超过或不到思考的程度,他的世界永远不会被重新整

---

① 让-迪迪耶·樊尚(Jean-Didier Vincent)(《催眠的重要性》,第 143—154 页)曾对他所命名的动物的主观性留意了很长时间,这种主观性使动物与它的身体空间和体外空间协调一致。在这之后,他最后不是没有暗示,表明他的那些话与他为之撰写的著作的主题——催眠无关。人们把催眠设想成恢复组织能力,这个能力构造了特有的身体和环境,在这样的情况下,他的那些话肯定完全是有关系的。

理,使他能够在那里自在地行动。

我们现在能够同时摆脱教条主义和那些根深蒂固的偏见了,前者意欲用一个唯一的理由来解释一切,后者把西方成人当作范例:某个与世隔绝的观察者的范例,面对自己,他自认为是个权威,某个自恋者的范例,他就只爱他自己并且因成为自主和自由的中心人物而洋洋自得,又或者还是这个自恋者的范例,面对着镜子,他就是个被彻底分裂的对象,在他面前,他只对这种分裂有清晰和悲剧的了解。

多亏了这种起到组织和区分作用的潜在能力,它由预期来表现,整整一系列的不成问题的问题因它们自己而分崩离析。这就不必再思考某个研究对象是如何能够感知一个对象,因为两者一起成长,并在一种相互的行动里把握自己,一个人如何能够理解另一个人,因为他们一开始就是通过这种理解而存在的,也不必思考如何能够在他们之间构成一些相互关系:同一化(identification)和情感联系通过错误的假设才应该被创造出来,这些个体首先被混淆在一起,接着又被分离开来。这里还没有必要惊讶于这样的事情,就是在那些有利的情况下,如果从不同的焦虑出发,催眠把我们带回到中心力量,那么催眠就能够是有效的。

通过预期的方式,我们被带回到上个章节末所提及的事情。因为这容易让人猜想到预期非常近似于想象力,后者早前曾被定义为它向我们表现出没有发生,但本来能够发生并最终可能会发生的事情。因为想象力是对在世界中发生的行动的预期,它始终要经过身体这个内部和外部的分界面。预期，就是通过想象力的方式，由组织能力负责根据环境组成特有的身体。如果预期并不以想象力为根据，后者想象出特有的身体，并且通过它自己还想象出环境和他人的意图，那么预期就不是现实的。身体是想象出来的，它不停地想象，通过想象得到拉伸，并延伸向邻近的地方，以使得自己与之相联系起来，向它传递一些信息以及接收信息。它在它之外，并回到它那里，它既有转移，也有集中，它是现实态的定向原理。发生想象的身体，它自己就是组织和区分能力的表达。身体就是它自己本身，这就是特有的身体，但它只是不断地成为它体验世界的合力。身体想象力（le corps-imagination）就是身体预期（le corps-anticipation）。想象力是预期能力的结果。使人们处在一起的东西首先既不是爱，也不是同感和移情，而是纯粹的预期，对此完全不需要进行更多的解释。

第三章
支　配

　　如果我们仅仅局限于研究催眠治疗过程中最显而易见的表象，那么有关"预期"的表现将无法察觉。实际上，催眠引导最明显的效果就是让世间的一切行为变得不可能。我们进入了异相醒觉的状态，也就是说，具备睡眠者的（生理）表征，而不再能够运用自身的力量、感官（sens）和精神来完成某一个活动。在此情况下，全面醒觉与受限醒觉相比占优势——这曾是催眠引导的目的——受限醒觉缩减为极其简单的表现形式，被全面醒觉所吸收。然而，在所谓"正常的"生活中，正是受限醒觉才对我们有所启发。假设我们想多次接受催眠，那就不得不处于全面醒觉和受限醒觉交替占优势的状态。在催眠状态下，全面醒觉可能占优势；而在正常生活中，受限醒觉可能占优势。

　　能否思考一下，二者之间的关系有没有另外一种形式？比如说，这两种醒觉状态能否同时存在于人格的不同层面中？

我们现在知道了,全面醒觉一直存在,每个人都可能碰上。可它深藏不露,不让我们找到。如果全面醒觉变得显而易见,我们就会重新进入异相醒觉或催眠的状态。为了让上述问题的答案更容易被证实,我们应该假设全面的醒觉可以通过沉默的模式来表现。出于此,全面醒觉想必应该可以转变为一种态度,换言之,处于一种精神状态,抑或是一种自我感知或自我定位的方式。总之,转变为一种"可支配的状态"(disposition)。于是,全面醒觉将被激活,却并不因此而去侵入受限醒觉的地盘,也不会使受限醒觉丧失优势或难以运转。于是,我们要试着去定义这种"可支配的状态"。

1. 该术语的含义

该术语的语义很丰富。① 首先,它让我们想起存在的方式。"状态好"(être en bonne disposition),指的是身体好,准备迎接快乐;"状态不好",指的是身体不好,有忧伤倾向。这是一种倾向,也是一种能力,可以从好的方面理解,也可以从坏的方面理解。此外,在经院哲学里,"逼近的状态"(la disposition prochaine)指一种"事物准备接受新质量、新形式"的状态。与此相对的,是"疏远的状态"(la disposition éloignée)。所以,它是针对做好准备的事物的一种模态,是一种等待被决定的状态,别忘了它也是

① 我参阅的是《利特雷辞典》(*Littré*)。

"敏捷"和"灵活"的同义词。

除了这些与人有关的含义之外，还有一些含义显然是在说"人世间的关系"。支配是根据一定次序而进行的分布或分配，可以是"对于生命体各部分的分布"，也可以是"有利于骑士制度的地域分布"，"分配一套公寓"等。它也是修辞学术语，表示通过发明而发现的次序（ordre）；也是文学术语，作用是确定文学作品的纲要；也是军事战术术语，旨在指示部队的备战或部署，以便发起战役；同样也是天文学术语，意思是天空的轮廓。

假如我们细细玩味一下这个密度不均的语义谱，就会发现我们所谓的"情绪"（l'humeur①），属于情感语域，已在这个规定好了的语义序列中占有一席之地。如果不处在一个与周遭环境相比较为良好的支配关系中，我们便不会感到精神抖擞；之所以我们感觉"很好地被支配"，是因为我们愿意被安置在别人不会去停留的地方，而此地就是这世上属于我们的地方。它是为我们安排好了的支配。因此，就我们而言，我们处在好的（支配）状态下。这种安排既是主观的，也是客观的，或者说，它是主客观方面相互区别的背景——在此地，人仅仅是各种关系的织体，既由关系的中心所界定，也由其周边所界定。在中心，一切都被支配；而周边则赋予人以稳定性和厚度。

可见这个词能与前述的一切相呼应：做白日梦的人重温他

---

① 与 disposition 的一个义项"情绪的倾向"相吻合。——译注

们奇特行为的程式;新生儿的组织和分辨能力与其进行的组织和分辨行为不相匹配;边境居民每天被迫重新观察外界,宛如初见;专心的人不会为任何俗物缠身,却会为了感受世界而大胆想象;如果不了解别人行为的安排(ordonnancement),孩子无法模仿别人的动作。这种丰富的语义是各种经验的反映,个人与人类社会在经验中彼此相连。

在德语和一些日耳曼语族语言里,有个词能说明这种关联性,哲学家们对这个词很感兴趣,因为它能证明在我们的文化里,我们已经找到了这样一种存在的方式。我们明白,disposition 一词想必可以对译"同情共感"(Stimmung)这个难以翻译的德语词。① 列奥·斯皮泽(Léo Spitzer)写道:

> 德语词"同情共感"(Stimmung)非常难译是不争的事实。[……]人们所体验的情感和人们切身所处的环境(风景、自然或是相似的东西)具有一致性,这种一致性包含客观(事实的)和主观(心理的),并将其二者和谐地结合起来;但欧洲主要的语言中普遍缺少一个可以表达这种一致性的词。瑞士法语区人亚米埃尔(Amiel)常引用的一句话是"风景是一种灵魂状态",如果仔细分析分析,这话好像是表达

---

① 据米歇尔·热纳尔(Michèle Gennart),正是海德格尔倡导此二词相互对译。参见《海德格尔的情感倾向》(La disposition affective chez Heidegger),载雅克·硕特(Jacques Schotte)编《契约》(Le contact),"悲伤分析书系"(Bibliothèque de pathoanalyse),法国大学出版社,布鲁塞尔,1990 年,第 67 页。

104

"作者已经成功超越了罗曼语言①强加于他自己的主客观二元对立，而正是他那会说德语的敏感灵魂才使其克服了这一弱点"。对于一个说德语的人而言，Stimmung 与风景融为一体，风景反过来又被人的情感所激活。这是一种不可分割的整体，人与自然统一于其中。法国人既不会说"风景的情绪"(l'humeur du paysage)，也不会说"我的氛围"(mon atmosphère)(至少是在没有特别解释的情况下，不会这么说)；而德国人既可以说"风景的 stimmung"，也可以说"我的 stimmung"。②

经过语义上的梳理，我们的兴趣在于搞清楚可支配的状态(disposition)是什么？它如何能够在正常生活状态下有利于全面醒觉，而又与受限醒觉保持联系？对于此，应该思考一下——既然可支配的状态(disposition)与我们自然而然(qui va de soi)的状态有所区别，是一种特殊的存在方式，那么是否应该作为催眠实践的前提？假如不是这回事，作为异相醒觉的形式的催眠，是否是进入全面醒觉的唯一途径。因此，我们无法回避这个极重要的问题。

---

① 法语属于印欧语系罗曼语族，故此处"罗曼语言"指的是亚米埃尔的母语法语。——译注

② 列奥·斯皮泽(Léo Spitzer)，《古典和基督教的世界和谐理念——Stimmung 一词的诠释绪论》(Classical and Christian Ideas of World Harmony, Prolegomena to an Interpretation of the World ' Stimmung')，巴尔的摩，约翰·霍普金斯出版社，1963 年，第 5 页。

2. 存在于世的另一种方式

让我们从最显而易见的开始。是否可以考虑将我们在催眠状态下或在催眠状态周边观察到的现象仅仅放在心理学的范畴中讨论,或者说,这样做是否正确? 也许是对的,如果仅限于强调催眠师或病患的言语在此过程中的极端重要性,抑或仅限于记录在此过程中呈现出来的与想象有关的结果。然而,这些看似正确的限制总是被突破。假如你进到一间屋子,里面有一群催眠师正学着在一个单调而无意义的声音指引下进行催眠,你会觉得打入了一个秘密教派的内部。他们双眼紧闭,身不由己,令人沮丧,可能会让你觉得恶心。要是他们还手舞足蹈呢? 恐怕就更让人不耐烦了吧。不过应该不会出现那种让别人集体服从的不愉快场面。即使你在医学、心理学或精神病学方面学得相当扎实,你也会受不了这些滑稽可笑的仪式。

由于我们心无旁骛地注视着"另一个场景",我们眼中的那个没有身体的心灵(psyché),抑或那个没有被心灵考虑到的身体,无法反映出在催眠治疗中究竟发生了什么。我们的文化使我们习惯于考察一个会说话、会解释、会阐明的主体。大家都想懂得什么,也都会问为什么。如果状态不好,我们常说是"脑袋出了问题",也总是等着脑袋来给自己答案,比如去澄清、构思、启发、提供容易理解的线索等。因为,人的尊严就存在于那颗思考的脑袋里。相反,如果你让那些状态不好的人去注意一下自己的双脚,然后再注意脚踝或膝盖,接着对他解释说,问题肯定就出在那儿,他会把你当成傻瓜。按照这种居于统治地位的思维方式,他有理由将所谓"诉诸身体的技术"归为没文化的下里巴人的手段。

催眠疗法首先关注身体,因为在受限醒觉的情况下,身体为我们提供了一系列属于全面醒觉范畴的表征,即那些不受制于意识和意志的表现。弗洛依德在使用催眠时写道:

> 一个人几乎全部的精神状态都通过面部肌肉的紧张与收缩、眼神、皮下血液流动、说话音调以及四肢(尤其是手)的位置加以外化。这些伴随而来的身体变化在绝大多数情况下对当事人毫无用处;但当他想向别人掩饰自己的心理过程时,身体变化却常常成为一种障碍;相反,身体变化却为他人提供了明确的信号,使其能够推测出当事人的心理过程;我们也宁可相信这些身体变化信号,而非与之相伴的言语表达。①

也不应该就此推断:言语会说谎,而身体不会。控制身体动作,使之与有目的的思维活动相适应,在我们的教育中,有很大一部分不正是以此为目标的么? 在这种情况下,身体上

---

① 《心理治疗》(Traitement psychique),载于《结果・理念・问题(一)》(Résultats, idées, problèmes),法国大学出版社,1984 年,第 5 页。

的呈现(les manifestations corporelles)因文化、时代、地域、家庭而异,除非在不经意间避开了社会的关注,否则可能是有意的。为了将身体上的表征恰到好处地应用于催眠疗法,需要的远不止几堂入门课那么简单——要长期实践,要了解集体和个体变化的方向,要掌握分寸,小心翼翼,要避免因推理而产生缺陷,最终才能得到令人信服的结论。无论如何,考量与受限的醒觉无关的身体动作,势必需要严格限制对心灵(psyché)及其变体(avatars)的聚焦。

催眠治疗对身体感兴趣,并非像我们的文化所希望的那样,致力于优化个人的独立性,而是因为身体是个人与外部世界的接口。这并非一目了然。催眠疗法宣称不总需要太长时间(这是确定的),也不需要把太多时间花在症状上,无须考虑症状出现的原因,而直接寻求减轻或消除症状。而催眠疗法也因此可能将关注的目光从一些要点上移开。一些批评认为,催眠疗法由于时间所限进行得太快,试图花小钱办大事,陷入魔法万能的泥沼中难以自拔。可催眠疗法完全是另外一回事。它不把症状视为内心不适(mal-être intrapsychique),后者既同个人所处的环境无关,也同个人与远近的环境之间维持关系的形式无关。对于催眠疗法而言,痛苦源于我们没有被安置好(mal placé),抑或我们没有把自己安置好,抑或我们没有找到合适的句子来表达自身的处境,又抑或这句话没有在合适的上下文中出现。所以说,还是同世界的关系出现了问题,当下的世界由际遇和经历交织而成,远可上溯至肇端之时,亦可在急切却有害的梦境中设想、规划（se projeter①）。

　　哪里不舒服呢？在这个问题上，异相醒觉的回答千篇一律，即使它没法用语言来表达。不舒服是由于你与你自己不和谐，你与外物和他人也不和谐；与它（他）们都不和谐了，就无法理解它（他）们。反之亦然——你无法理解它（他）们，是由于你无法使自己同它（他）们相和谐，无法踏准节奏，无法根据需要抓住它（他）们。结果是，你与你自己不和谐，大怒，焦虑，迟钝，一败涂地。

　　催眠疗法蕴含的这种新的生存方式使得我们提出以下问题：我们如何去明白，如何学着去明白，至少是去倾听所有塑造我们或与我们有关的事物？要做到无一遗漏，仅仅扫一眼或凭借一个声音就能牢牢抓住。一句话，如何唤醒或保持全面醒觉状态？答案和刚刚说的一样——通过状态倾向的待支配的方式，使我们自己处于全面醒觉的状态。当然，这要拜思维所赐，但需要一种积极的、有执行力的思维。在行为的过程中，通过别的方法，我们就开始听得懂，看得见，摸得着，感觉到。

　　这里的"听得懂"，"看得见"，"摸得着"，"感觉到"又是什么意思呢？我在听某人对我说话，我完全能听得到，以至于我可以将这些话重复出来，可以把这些话忠实地记录下来，可以针锋相对地回应他，可以让大家看看是什么机制使他会这样说话，他说话的企图和目的对我来说毫无秘密；我的确都理解了。可是，我

---

　　①　也有"自我投射"之义。——译注

却什么都没有"听懂"（je n'ai rien entendu）。也许是因为我一点儿都不想去理解，我对此根本没兴趣。很好，但我因此不需要让自己相信我听懂了。听懂，起码是以某种方式听懂，的确不是这么回事，因为还有另外一种"听懂"。我从未分辨出他的音色，是担忧的，还是镇定的，那是种含有一丝神经质的镇定，镇定到不真实。我也没能看到他那可爱、殷勤而又充满智慧的身体，而是像牛筋般拧巴，像绷紧的琴弦般易断。我也不曾感觉到，在一个人看似自在的外表之下，一股淡淡的焦虑味道正缓缓来袭。然而，我现在察觉的这些细节会使我的倾听方式变得复杂，它们不足以进行区分。

采用第二种方式来听、视、感，首先就不能去聆听，去观看，去感知。应该"听而不闻"，却任凭声音产生回响；"视而不见"，却任凭光线被反射；"感而不觉"，却任凭所有的感官相互融合。任凭声音回响，意味着个人的所有构成要素，显现出的所有细微区别，表达出的所有微小符号会相互回应。任凭被反射，意味着个人所处的环境又回到了他身上。打破五种感官的分工使所有的律动（rythme）被放大，有回应。听懂的人不再是远观者，他似乎被这些运动所围绕，去分担，分享，加入。①

现在应该指出的是，第二种听、见、感的方式不需要产生异相

---

① "参加"不是指"与之混合"。当那个博施曼人（Boschman）接近猎物时会"感觉到有什么东西在自己脖子的下方，而鸵鸟正在那里挠痒痒"（伊利亚斯·卡耐蒂（Elias Canetti），《大众与力量》（*Masse et puissance*），载于《结果·理念·问题（一）》，第358页），他依然是博施曼人，而非鸵鸟。

醒觉的状态。它可以在正常状态下表现出来，同第一种方式共存；我们对第二种方式很熟悉，每天都在实践。因此，我们可以把它当作可支配的倾向的特性之一，可以在正常状态中保持下去。

这个观点很容易被反驳——既然任何一位自重的医生、心理医生、精神分析师已经对第二种方式很了解了，为什么这第二种"听的方式"在我们的生活中会通过催眠来引入？也不仅仅是这些专业人士，任何一个男人或女人都不会将其对话者视为几何定理。反驳依然有效。这种听的方式属于全面醒觉的一个方面，对所有自称为"人"或自愿为"人"者都适用。应当承认，在刚才提到的例子当中，这种方式被预设为或被认为是无师自通的，不需要系统地学习；此外，我们也不会在意去考虑这种方法。但是，对于一位催眠治疗师，一位唤醒者而言，这是他的专长，因为第二种听的方式是异相醒觉的特点。首先，他在此领域工作，而没有顾得上在此领域进行文化上的自我启蒙。他也应该在这个领域思考一下，或者直接思考一下这个领域。我们很容易承认的一个事实是，在我的文化中，没有或几乎没有一样东西让他熟悉这一领域，我们甚至还让他对这一领域表示怀疑。因为，站在一个高傲的位置上来说，这属于非理性的、魔法的、宗教的范畴；说得极端偏激一点，这属于神秘主义。[1] 但作为一个唤醒者，他

---

[1]　真的应该不去了解与神秘主义有关的经历，以免与催眠相混淆。催眠的目标是让患者进入或返回纷繁复杂的有限世界（monde fini），它非常现实；而神秘主义现象使人从有限世界里抽离，以体会"无限现实"（realité infinie），"在无限的世界面前，感官世界和社会存在不过是影子戏"。此外，催眠强调 （转下页注）

知道全面醒觉以理智为基础,只有全面醒觉才能为理智带来生气和理论支持。这种基本真理可能被大多数人遗忘,却不会被催眠治疗师遗忘。

需要提醒一下,为何这第二种存在于世的方式是异相醒觉产生的效果呢?假如它不使我们处于全面醒觉状态的话,催眠引导又会引发什么?而事实上,催眠整合我们生命中的所有要素,各归其位,分门别类,精心安排,使一切构成大千世界的万物众生都各就各位,换言之就是重建生活话语的语境,使话语能被我们理解。我们会觉得转了个圈又回到原地:全面醒觉使存在于世的另一种方式出现,而这种方式又定义了全面醒觉本身。但这不是狡猾的循环论证,因为全面醒觉对于人类而言一直存在。我们都知道,通过催眠引导进入异相醒觉的状态,经由异相醒觉我们可以体验全面醒觉。目前摆在我们面前的问题是知道如何扫清障碍,知道如何在日常生活中借助可支配的倾向来激活全面醒觉状态。在回答之前,我们还需要驳斥我们习以为常的那些存在于世的方式。

在全面醒觉中,话语的回响和光线的反射来自环境,各种感官领会(appréhension)方式的融合形成了整体性的感知与观察,而非幻想和想象。接受者自身将变成一个世界,在那里,使其兴

(接上页注)个体性;但对于神迹而言,个体存在"被认为和贬斥为最典型的错误与罪恶,应该被改正和克服,最终我们内心深处的满足感会重见天日"。参阅米歇尔·于兰(Michel Hulin)《野性的神秘主义》(La mystique sauvage),法国大学出版社,"批评视野"丛书(Perspectives critiques),1993 年,第 275—276 页。

奋的面孔、驱动他的利益、他厌恶或喜爱的物品、他走过的地方都能区分开来。这种衔接可能协调,也可能不协调[1],而统合性(unité)却由此而生。整体性(totalité)和世界这两个词都不应该用于隐喻。广义的清醒应该反映了个人的存在不可能与他人、物体、自然、宇宙都无关,而可能以他所经历的时间为形式,时间也会影响他的情绪。即使对村外发生的事情一无所知,他也不会不知道有芸芸众生,飞禽走兽,刮风下雨,日出日落。一切就在他所处的世界里发生。认真考虑一下这平凡的世界吧,不会没有收获的。[2]

心理医生就此应该领会一种(至少是潜在的)和谐关系。否则,既然催眠治疗将人定义为经济、社会、文化、宇宙等环境与人之间的关系——正如我们看到的那样——怎样才能促成人的自我转化呢?可是,"和谐"这个词很难说出口。从公元初年到十七世纪末,世界和谐都是老生常谈的话题。尽管躲开了灾害、战争和不幸,人类还总是求助于和谐,就像求助于一项对其生存不

---

[1] 研究感知现象的实验心理学承认此类存在于世的方式。举个例子:"一位灵活的艺术家自身就是一个世界;他作用于世界,反过来世界也作用于他。感知本身就是一种灵魂性。"似乎他在大胆创作雕塑之前就被雕塑"抓住",作者继续写道:"它(感知)不同于雕塑或网球之类的活动,感知者对世界产生的效应可以被忽视;感知者不会在看或听的过程中改变事物。"(乌尔里克·内瑟(Ulric Neisser),《认知与现实》(Cognition and Reality),弗里曼出版公司(Freeman and Company),纽约,1976年,第52页)但这种限制只在受限醒觉的情境下较明显。在支配的情境下,支配者作用于被支配者,反之亦然。

[2] 中国人总是根据天地间的关系来定义个人,这是他们特殊的存在于世的方式。

可或缺的条件。自科学时代以来，和谐世界理想的破灭给我们留下的是一个遍地残肢的世界。我们的宇宙论不过是"垃圾论"。比如说，在环境问题上，建议我们做的事无外乎限制或区分"大碗喝酒，大块吃肉"带来的不良后果。于是，在此语境下，听别人说"世界和谐"会让人讪讪发笑；假如有人坚持用这个词，我们从中会听到一丝挑衅的意味。

有意思的是，如果你说，在缺少（至少是潜在的）"差异化组织"（organisation différenciée）的前提下，我们同世界的关系可以被重新定义，没人会让你解释原因（demande des comptes）。而"和谐"一词也没有什么别的意思，它带有乐观主义和狂热主义的色彩，只要没人觉得不合适的话。但"差异化组织"需要严肃对待，重提这个词的目的在于提醒大家，它和"催眠"一样也属于一种隐藏的文明，或者说，属于另一些和我们擦肩而过的文明。[①] 为了能理解异相醒觉，必须竭尽全力，不惜代价，在我们的文化中曲解并创造一个新的宇宙论和一个新的人类学。

但是，我们也不完全抛弃一切，因为我国的诗人们一直孜孜不倦地试图向我们介绍另一种存在于世的方式。列奥·施皮泽曾想提醒我们，世界和谐在过去几个世纪中究竟是什么，他写

---

① 在中国，有一篇作为传统文科基础的论著叫作《中庸》。见《普通用途之调节》（La régulation à usage ordinaire），国家印刷，1993 年，弗朗索瓦·朱利安（旧译于连）翻译、介绍和评论。这本书谈的是培养一种长期的平衡状态，以个人为核心，实践现实的真实性（authencité réalisante），以呼应世界的和谐。或许没有比《中庸》更美的文字能够解释何为"可支配的倾向"或"待物"了。

道："诗学的本质在于把我们从习以为常的、坚不可摧的现实世界中解放出来，我们自以为在这样的世界中生活，而诗学的解放在我们面前开启了多种形态的关系以及各种不同的世界（它们是有可能存在的，即便转瞬即逝）"。[1] 我们也只能提一下：上述两种存在于世的方式应该和平共处。

无论如何，和谐的可能性（潜力）是需要的，因为在催眠治疗领域，应该可以对已经解决的问题提出假设。也就是说，我们将自己置于全面醒觉的状态，然后以此为参照，复原在生活中遇到的困难和畸变。如果没有形式上的催眠的出神状态（la transe hypnotique formelle），可支配的倾向可以被移植到日常生活中，成为一种事先的态度，就好像支配已经行得通了，好像患者已经和远近的环境相妥协了，好像对于患者而言，一切都处在呼应与和谐的关系中。我们可以期待一个可能的转变由此而来。假如像我们所看到的那样，根本没有那种组织和区分的力量存在，即我们预设的"和谐"，那么整个过程就会是无效的。

怎样接近这种力量呢？前一章已经对此问题作了回答：通过异相醒觉。既然，目前我们让受限醒觉和全面醒觉共存，那么问题就变成：如何激发全面醒觉，使这种力量（和谐？）能够发挥作用，而在此过程中不影响受限醒觉？现在我们有答案了：通过可支配的倾向与潜在和谐保持联系，同时支持并激发受限醒觉，使其起作用。

---

① 　列奥·斯皮泽，《古典和基督教的世界和谐理念》，第23页。

总而言之,存在于世的另一种方法就是任凭(各种关系)彼此作用,彼此影响,以至于使作用和影响形成一种"相互关系",后者考虑到现存所有的参数,并在全部的参数中还原任何要素或事件。这种"相互关系"最终预设了"一切保持完整",或"一切可以完整地保存下来";即使这不大可能,或永远也不可能。

3. 练习可支配的倾向

可激发全面醒觉有何作用呢?可支配的倾向会以何种形式与潜在和谐发生联系?这会是一些什么样的经历?所有这些同我们自认为很了解的催眠之间究竟是什么关系?

为了走上描述的道路,我们应该服从于一种习练①,它并不明显地诉诸感应的技巧,而可能被视为一种出于日常目的的诱导法,将我们直接置于可支配的倾向之中。

这就是全面醒觉的内涵。在三分钟内,想着"不舒服"这几个字;然后在三分钟内,想着"舒服"这两个字;再在同样的时间段之内,与这两种感觉保持等距。最后,保持这种被判断为"中性"的状态——这个词可以影射速度变化的"空档"状态②,而我

① 这是一种由赫伯特·鲁斯蒂格(Herbert S. Lustig)建议的练习。他使用了两个英语词"舒适的"(comfortable)和"不舒适的"(uncomfortable),这两个词都可以形容人。某些催眠治疗师总结道,在法语里可以说:"我很舒适"(Je suis comfortable)或"请舒适一点"(Soyez comfortable)。

② 作者在此用了一个英语词 neutral 表达"空档",而上文的"中性"一词法语为 neutre,二者构成一种联想关系。——译注

们在法语中用"止点"(point mort)这个词——然后站起身来,慢慢走,和邻居们聊聊。如果我们越是容易地任凭想法或感受与"不适"或"舒服"发生联系,那么我们就会越发困难地将自己置于二者之间,因为我们缺少能够作为依据的参照点。跷跷板的画面会帮助我们想象——一根躺着的圆木上放着一块板子,两个孩子坐在两头,一会儿这一头压下,一会儿另一头压下。

练习的目的在于使自己在平衡的状态下处于正中间那个不动的位置。中性位置(le neutre)首先是一个介于"舒服"和"不适"之间的中间点,这一点也正好是迹象发生变化的那一刹那。当我们应邀从情绪空间的一头穿过到另一头(两个方向都可能),会发现有这样一个时刻:一种情绪削减至完全消失,而另一种情绪从此开始增长。此时,两种情绪均未被感受到,而这两种情绪正分别结束和开始。对此我们应该注意两点:之所以在此处两种情绪均未被体验到,则意味着中性位置可能是一个媒介的状态(intermédiaire);相反,之所以两种情绪都在此找到了各自的起始点,则可以据此推断孕育于该中性位置的两种情绪有了发生的可能。这就是粗略练习催眠感应的初步指导,我们在其中发现折中状态与潜力是有关联的,在前一章我们已经将此作为归纳的效应来谈。

假如我们可以停留在这个临时的地点,将其隔离,赋予其厚度与硬度,以便能在此立足,则一刹那会变成一寸光阴,一个圆点会变成一片土地。就好比在"舒服"和"不舒服"交替的地方建构了一片休息区。我们在那里感受到的既不是"舒服",也不是

"不舒服"，而是两者都不在，与两者都无关的状态。在这个中性的位置，我们随时准备迎接二者中的任何一个，以及二者可能衍生出的各种中间形态。此类习练最奇特的效应在于出现了一个我们不会怀疑的空间，那是一个与我们的活动区域共存的中性地带。当我们边走边谈时，我们一直处在中性的状态——多亏了可支配的倾向，我们的目的已经达到——我们会发现可以同时在两个层面体验我们的生命：在第一个层面上，我们的注意力被入世的世界内部（intra-mondains）兴趣所占据；在第二个层面上，我们的生命空间无比充实。

4. 作为情绪（humeur）的支配

它和"可支配的倾向"属于同一类么？其性质又如何？正如"不适"和"舒服"所暗示的那样，它属于"情绪"①的范畴么？为了回答这一问题，需要重新回顾我们在上文简略谈到的内容。我们谈到的那个例子很平常，也正因为平常，所以显得较为确定。说"我感觉不舒服"，"我状态不好"，"今天感觉不太好"，或者与之相反，说"我状态不错"，"我感觉不错"等等，就是在表达好或不好的情绪。而在这里"情绪"又是什么？这个词既不会让人想

---

① 雅克·硕特（Jacques Schotte）在他的《索恩戴同弗洛依德一起——在冲动精神病学的道路上前行》（Szondi avec Freud, sur la voie d'une psychiatre pulsionnelle）一文中再次谈到了这个问题，法国大学出版社，布鲁塞尔，1990 年，第173—213 页。

到生理学上的各种体液①,也不会让人想到精神病患者那一张张或狂躁或抑郁的面孔。问题在于,生活中的苏醒是有细微区别的,是安静地醒来,还是被外界刺激吵醒;岁月被生活染上的色调也会随着因缘际会而变化。我们惊讶于它们的涨落、停滞、消散,而又不怎么去怀疑这些发生在我们身上的变化的原因。

或好或坏的情绪为我们的生活增添色彩,让我们的生活出现高峰或低谷,既能让我们生龙活虎,也能让我们昏昏欲睡。我们觉得这些处在对比之中的色彩,抓不住,也控制不了;而它们却很重要,也是决定性的。因为,究竟是做点什么,还是随它去吧,是直面事实,还是任洪水滔天,我们的能力(capacité②)取决于这些色彩。

这些东西很难谈清楚,因为这不是能直接言说或再现的思想,也不是真正意义上可以区分或识别的情感或感觉。然而,困难也是一种优势,我们坚持认为这是我们生命的基础。在受限醒觉的状态下,我们有可能被分离或混淆;而在其彼岸,有另一个地方,我们在那儿被很好地区别,而彼此又有联系。当我们情绪好或不好的时候,他人、外部世界,连同我们自身也会受到影响。这些色调涵盖了我们应持的立场和我们所在的所有关系,又先于这些立场和关系;就好比从光明到厚雾的整个光谱,在我们能够或不能够区分形状之前就决定了我们视觉的潜力。

那不会是在邀请我们走向浪漫主义吧？因为对浪漫主义而

----

① "情绪"和"体液"在法语中都用 humeur 一词。——译注
② 也有"包容度"的意思。——译注

言,景观才会带有感情色彩。根本不是,因为主观性依然是孕育人类社会的基础。相反,构成现实的要素和谐与否,有可能聚合起来还是坍塌成瓦砾,都通过情绪实现。通过情绪,我们的身份不再是远观事物,规避或接受其影响的观察者;也不是自我投射,按自己的样子构建周遭环境的美丽心灵。我们在与他人、事物和世界分享。我们和它们一起,像它们一样,处在同样的语调、节奏、步伐之下。同样有理由说,世界向我们走来,我们也向世界走去。但是,这些表述本身具有迷惑性,因为它们让人过早地相信,在没弄清各方是否情意合之前就把它们分开了。情投意合与否才是先决条件。或许,情绪是我们的经验,是我们体验到的东西。但我们体验到的不止我们自身;如果一切在我们周边,与我们有关的东西不能在同样的时间,以同样的方式被体验,那么我们也无法体验我们自身。被体验的东西对于世界和个人而言是共同的,是后二者存在的根源,也为其发生关系奠定基础。

为了怀疑这种经验究竟属于何种性质,再向前走一步也有必要。而我们都了解,我们的法语不允许我们走出这一步。似乎也可以说"世界感觉到什么东西"、"天气的情绪好或不好"、"天气的胃口好或不好"。这样的表达如果可能的话,也注定该被理解为"使神人合一"(hypostasier)的方式,使世界或天气成为能动的心理结构(instances①)。证据显示,只有人类(可能也包括动物)才有情绪或胃口,我们也不能置之不顾,哪怕这只是

---

① 在精神分析的领域,指弗洛依德提出的本我、自我和超我。——译注

我们自己文化中的证据。

　　一个简单却又普世的经验会让大家更好地了解其中的原因。在生活中，我们都曾经历过（用老百姓的话讲）"很有干劲"的一些日子或阶段。而在那些时候，我们有过很多快乐的邂逅，好事情也接踵而来，如有神助。相反，有时候，我们身上和身边的一切都散了架，似乎事情、他人和我们自身都在与我们为敌。我们从一个失败走向另一个失败，做好的方案从来都找不到合适的买家。某些说法，比如"想想（不想）事情好的一面"，会让人想到主观支配，以及在发展变化中看待事物和人生的灵活性。通过这些词语我们可以发现，世界有它自己的轨迹，能防止矛盾的产生；好情绪也能融入世界，而不去曲解世界。这种关系的确也是相互的——如果世界处在好情绪中，我们就很容易与他人步调一致。一句话，在人间有一个地方，那里的人们自身和谐与否，同他与世界和谐与否没有什么区别。应该说，情绪既是我们存在于世的方式，也是世界在我们面前呈现的方式。

　　以上一些提示不能避免我们得出以下结论：好情绪足以让我们感到世界的温顺宽厚。上文建议的训练方法并不是这个意思，它的目标是出现中性的状态，为达此目的，需要经历"不舒适"的状态。事实上，人类无法让自己相信他可以独自禁闭在"舒适"的状态中，保持好情绪，一直玩下去。世界和谐在任何时候都和噪音、厌世，不带行李被抛弃时的绝望，对生存状态感到的无限虚空，以及贯穿生命的荒诞不经密不可分。没有"不适"经历的"舒适"会是怎样的？肯定是一种不可救药的傻人傻福。

没胆量打开污秽之门的人永远无法穿过光明之门。他只是心理减压室里的囚徒，呆在那里收拾自己的沮丧心情，以免在愉快的重压之下彻底爆发。

中性的可支配的状态有何作用呢？它能使人主动地走遍天下，让别的东西为我所用，也能使人将整个音阶上从高到低、从低到高所有的音调据为己有。我们不偏爱任何一个，也不对任何一个存有偏见，更不会把任何一个放在一边，我们会平等对待，一视同仁。于是乎，我们实现了组织和区分原则，正如它被赋予我们人类的那样。很难让别人相信有两种"协调"（accord）存在：一种协调直接与"不协调"（désaccord）相对；另一种则更加隐秘和中性，只是静静地等待着"协调"与"不协调"，"欢笑"与"泪水"，"有幸"与"不幸"。这就好像，由于这些多样性已经阅尽了情绪的各种特点，它们反而粘合在一起，而把空间留给了情绪本身。

情绪本身究竟是什么？情绪没有任何特殊形态（modalité），而像各种各样的容器。中性的情绪①不渴望任何特殊的东西，主

①　同样，海德格尔曾在《存在与时间》（*Etre et temps*）一书中将"焦虑"视为"在者"（l'étant）接近存在（être）的特有情感（affect），他在 1929—1930 的授课中想把深层烦恼（ennui）作为揭示"此在"（Dasein）的基调（tonalité fondamentale）（《形而上学的基本观念》（*Les concepts fondamentaux de la métaphysique*），出处同上）。但是，可支配的倾向不需要与情感化的细微区别结合在一起。如果我们将后者保留，就显得我们没有领悟支配的深层含义，即支配的中性特点。这和情感毫无关系，而和处在时空关系中的非情感化的环境有关。无论如何，这门课程可以被视为我们文化中写得最好的关于异常复杂的催眠现象的一本书；尤其是，他对人类怎样通过力量（权力）组织外部世界所作的分析。当然，海德格尔在课上没有影射催眠，没有理由相信他涉及到了催眠。但还是请你们让催眠治疗师们明白这些吧。

动将任何规划、思想、感情(émotion)、情感(sentiment)清除出去；或者任凭这些东西漂浮、消散，而不感兴趣；或者相反，以随意消遣的态度将之全盘接受。① 这种情绪被称为"中性"，是因为它从它应该采取的形式中抽离，不拘泥于任何形式，对所有形式一视同仁。它转变为一种无所谓的态度。"无所谓"这个词应该从两种完全相反的意思去理解。一种意思是否定的，让人想到一种分离、撒手、放任、不操心的状态，另一种意思是肯定的，让人想到一种极端开放的状态，因为它会提前接纳各种可能的不确定性。这种态度就是支配；如果我们将自己置于受限醒觉的视角之下，也可以称为"混杂"(confusion)；如果我们从全面醒觉出发，也可以称其为"无区别的能力"(capacité de l'indifférentiation)。

假如允许我们打一个平常的比方的话，那些遍布于"舒适"和"不适"之间的情绪同中性情绪之间的区别，就好比是波长与收音机调节旋钮之间的关系。只有通过寻找"协调"频率才能接收到广播电台，而在此过程中不可避免地会出现一段一段不协调的频率。调节的旋钮就是"协调器"，让我们能够接受到所有电台，也能换台。旋钮并非和电台处在同一个层面，因为较之于接收到的电台，调节旋钮发挥了某种功能。它的角色就是缩在后面，即使它让我们听到的都是噪音。假如它想只播放出那些

① 为了介绍可支配的状态，我有时会用以下表达法："你呆在那儿不为什么，甚至不是为了舒服，而是什么都不要，为了要'什么都不要'(尤其是不要微不足道的东西，那没有意义)，为了扫干净地，为了腾出空间。到了你能够真正做到以一种不受限制的漫不经心状态浪费(你的)时间的那一天，你才会赢得人生。"

清晰可辨的声音,那可是不可能达到的目标。这就是为何它根本不会为不协调的时段担心,不协调正是发现协调的必要条件。它不像装东西的盒子一样去容纳情绪的多样性,它只是各种情绪的可能性。中性情绪就是这么回事。

按照我们开头所定义的那种广义去理解的话,可支配的状态应该与全面醒觉是一致的。因为它具有后者全部的特性。但我们提及中性情绪是为了缩小其"语义谱",也让它更准确地扮演被研究对象的角色。事实上,这种中性情绪与我们同时保留受限醒觉和全面醒觉的意图之间有何关系呢?这种中性情绪,从今往后也可称为"支配",是受限醒觉和全面醒觉的中介。一方面是因为它能和在受限醒觉层面表现出来的各种显性情绪共存,另一方面是因为它为进入全面醒觉(无论是封闭的,还是开放的)做了准备。如果我们强调中性状态的消极方面,如它拒绝支持或依附于某种特定情绪——无论后者与世界的关系如何,它就会朝着封闭醒觉(vigilance fermée)的方向发展;正如我们理解的那样,它根本无所谓。相反,如果我们强调中性状态的积极方面,它就会随时准备迎接,并事先接纳所有表现出来的情绪;同样是那么自由随性,不加区别。支配在为全面醒觉开辟道路的同时,也没有影响那些可能在受限醒觉中显现出来的情绪。

作为媒介,可支配的状态具有能够接纳许多矛盾的性质,而事实上后者又互相兼容,这很正常。首先,可支配的状态的确可以与中性情绪发生关联,因为它被当作情绪的等价物来体会(éprouver)。情绪试着将事物放在流动之中看待,视其为未来任何一个时点的"可支配性"（disponibilité），也视其为对一切事物好奇却从不表示惊讶的开放性。如果转回到受限醒觉的领域，可支配的状态为一切呈现在它面前的东西的加上了同等的份量，但这种状态既不评判，也不选择，更不否决。它总是深藏不露，引而不发，隔岸观火，适时介入。因为在作出选择前，倾听广义醒觉的意见对它而言非常重要。在这一领域，可支配的状态同样什么都决定不了，但它的行事方式有着根本区别。支配不信任受限醒觉的单边主义，尽管后者也是需要的。相反，支配把所有位置都留给了全面醒觉，因为它知道后者会把一切都考虑进来，也会将一切安排到合适的位置。

5. 我们是支配状态的主人么？

意识和意志是受限醒觉的主人，而在全面醒觉中，它们不再是主人了。全面醒觉不是根据我们连续性的欲望来组织我们的存在（existences），而是根据我们状态和位置的复杂性来组织，它本身已经超出了我们的理解能力。而既然支配是受限醒觉和全面醒觉的中介，它又会是怎么样的？它倾向于哪一边？意志那边？还是非意志那边？它是怎样填充自己的角色的？是在意识的启发下？还是在一种与外界分享的醒觉状态的启发下？这是个对于治疗或生活都相当重要的问题。事实上，起决定作用的是知道我们应该要的东西，要有分寸；也就是说，哪些东西你能得到，哪些东西你不可能得到，哪些东西找一找还能找得到，哪

点也无须细说。事实上,在受限醒觉领域,我们已经采用了"混合"(confusion)的方式。

然而,在受限醒觉中,我们是否总有权选择极端项呢?实际上,这个问题有时候我们也很伤脑筋。对我们身边关系最密切的事情无所谓,的确是一项艰巨的任务。我们不可能自行解决,只可能向"无所谓"这个方向努力,即使我们今天不可能达到目的。换句话说,当"把自己放在合适的位置上"(nous disposer)和"实现真正的可支配的状态"(accéder à la disposition authentiques)是我们力所不能及的时候,我们能做的只有去意识到这些理念,让自己面对困难,正视障碍,等待着早日找到克服困难的方法。一切都已经明白了。关键是要让我们自己摆准位置——所谓准确的位置,是指在此位置上,实施目前可能的事和实施明天可能的事在方向上是一致的。我们已经到了可以预料到结果的地步,我们只有通过预料才能进入其他各种潜力横空出世的那个空间。

无论我们在可支配的状态的道路上怎样前进,这期待着终止,或开始终止受限醒觉状态。可支配的状态深藏不露,与我们的关切保持距离,同我们的选择之间隔着一间隔离问询室。我们可以感觉到,它好像是一个使我们恢复清醒的空间,也是可以兼容受限醒觉的小顾虑和全面醒觉的大视野的空间。

对于那些想让催眠的效果延伸到日常生活中的各位,我们推荐自我催眠。它是唯一可以在没有催眠治疗师帮助下,能够以聚精会神的方式,注视任意一个物体,使用为某一行动做准备的图像,或者使自己摆脱一切关切、思想和特殊感情。如前一章所述,既然催眠引导需要一个自身处在此状态的催眠者进行预期(anticipation①),那么自己给自己催眠怎么可能呢？这个问题的答案很好找,只要我们不把两个解释层面弄混就行。从经验论角度说,只有催眠者将施术规则传达出来,催眠才有可能实施。从这个意义上说,催眠是理性的现象。如果我们考察其性质、本质和构成模式,会发现催眠和另一种意义有关,因为它使我们同他人、环境和世界发生关联。从第二个意义上说,"他异催眠"(l'hétéro-hypnose)和"自我催眠"是一致的,本来就无须通过一个生理上存在的中介去进行催眠。

自我催眠属于我们入门教程的内容,也在我能够理解的范围内。条件是前期功课要做足,"放手"成为常态,换言之,我们不再害怕可支配的状态。当我们反复进行"自我催眠",我们的任务中就能体会到不断增加的存在感,"他异催眠"和"自我催眠"间的切换也就越容易,对突发情况的准备也会做得更好。然而,"自我催眠"实践不总会成功,可能我们无法轻而易举地超越由自身原因产生的限制；我们赋予催眠治疗师以撼动桎梏的权力,没有他们的介入还真不容易。

6. 可支配的状态和自由

假如说,"可支配的状态就是指面对可能出现的各种极端情

---

① 在法语中,anticipation 预期还有"幻想"的意味,此处疑似双关。——译注

况都同样可以自由处置"，这会让我们相信，支配可能是"自由任意"(libre arbitraire)的另一种称呼。然而，"自由任意"首先不是一种存在方式，亦非一种态度或精神状态，而是一种在某一方向上自我决定的力量。其次，它完全存在于受限醒觉领域，呈现在它面前的潜力已经被确定了，而支配在一定程度上进行相反的操作：它将所有取舍对象"解除确定"(dé-déterminer)，以便让它们重归无限可能的状态。此外，供"自由任意"选择的极端项之间存在着间隔(intervalles)，支配朝着全面醒觉的方向发展是为了使后者能够填满这种间隔。一切都必须变得悬而未决，以便重新安排。

这并不是说，可支配的状态与练习确定性之间毫无关系。恰恰相反，这个问题催眠治疗师们都没有明确谈过，但在治疗过程中和现实生活中会出现，因为催眠治疗不过是将在日常生活中进行的过程浓缩在实验室里进行。如上文所述，如果支配尚无可能，我们也要朝这个方向努力。这方向就是一种决定——决定要去承认暂时性的无能为力，去负担环境，并承担责任。

而在治疗过程中，对确定性的诉求会产生反响；在日常生活中的每一天里同样如此。一位年轻的女性还生活在父母成功的迷醉中，在自己身上找不到任何属于自己的东西，或能让自己感兴趣的东西。相反，进入异相醒觉的状态后，她会察觉到自身的存在，但所有表现独立性的东西都无法取悦她。在这种状态下，她变得不可支配(indisponible①)，也因此放弃了独立性。因此，

---

① 也有"不可使用"、"没有空闲"等意思。——译注

知道并体验到她和父母有何不同，自己为何是独立个体是不够的；她应当跳出灵魂催眠状态来考虑，因为这不是在催眠状态下催眠师附加在她身上的东西。换言之，在全面醒觉过程中的探索应该在受限醒觉的状态下继续进行下去。后者只有通过重回可支配状态，或重回可支配性（disponibilité）才能发生。所谓"可支配性"就是指不倾向于任何东西，有什么就选什么。

当然，这两个步骤都有可能在催眠的状态下完成，也许这就是催眠治疗师们迫不及待地要进入第二步的原因。这两个步骤虽然完成了，但形式上没有区分。这说明，既然受限醒觉接受了新的特殊地位，它也在其中发挥了应有的作用。但催眠师通常会在催眠状态下暗示这两个步骤——第一步发现独立性，第二步决定承担独立性；但效果不佳，半途而废。

当米尔顿·埃瑞克森提出一些有点儿荒谬的任务来为一堂催眠课作总结，或者帮助某人改变其对待症状的态度，他这样做的最终目的并不仅仅是营造混沌的状态，或是调侃症状。他其实是想通过这些方式来发动患者，将其引上新路；简单来说，让他锻炼自己的自由和能力。假如没有这些任务，催眠的效果就会打折扣。

下一章我们会谈到"改变"的问题，读者们不要对我们给予"决定"（décision）的重要地位太过惊讶。"决定"包含在催眠治疗程序中，在日常催眠中不可或缺。

正如催眠教会我们的那样，可支配的状态不仅最接近自由，也是自由的前提条件，甚至就是自由本身。那些每日对大获全胜或全盘皆输都能坦然接受的人,那些无论专心致志还是超凡脱俗都能心平气和的人,那些善于抓住人或物最合适一面的人,那些只要有接触(无论远近)就会出现的人(哪怕第二天的地点和联络方式都变了),他们身上具备更高的积极性、惬意感、灵活性和敏捷度。因为处在支配中的一切都在变化、衰老、死亡,它善于从根本上质疑理念、价值和确定性。而在困难、痛苦和撕裂状态下,一切都不存在;但它善于将这些负面状态视为创造生命、他人和任务的机遇。

7. 学习支配

学会可支配的状态不可能毕其功于一役,它像植物一样需要持续不断呵护才能成长。我们可能体验过中性情绪,甚至感受到维持中性情绪和其他活动形式相兼容,就像一个生来就一直保持紧密结实的东西。一旦我们不去主动维持中性情绪,它就会消失,且无法重新确立,或者说,无法使其在中性情绪中重新自我确立。我们必须立刻回头,让中性情绪再生,对其刨根问底,找出不足之处。

举个例子来说明这种必要性。有个人学习催眠很多年,我们让他向自己提一些关于目前工作方面的问题。他一丝不苟,在研究上也没走一点儿弯路。当他聚精会神了一会儿,他发现自己来到了十字路口,有几条路展现在面前。他想走上某一条试一试。我跟他说,最好等其中某条路向你发出明确信号。他立刻暴跳如雷："我自己的生活道路应该由我自己来走。"这么说无可厚非，但也说明他不可能达到某个层次的可支配的状态。结果(也没什么必要说了)证明，他无疑做了高质量的准备工作，却没有真正体会到把愿望和企图彻底扫地出门。他从未在空灵纯净的状态(pureté vide)中体会到中性情绪。

可以预料的是，这种受到限制的接近可支配的形式没有任何特别的地方。培训催眠治疗师通常被简化为传播技术。这些技术一旦在练习过程中出名并不断重复，就足以应用于治疗。毋庸置疑，会有一些有限的疗效。问题不在这上面。同样，问题也不在于我们朝着矫正技术方向发展，因为归根到底，我们焦虑中的很大一部分源于我们没有很好地被矫正，或很少被矫正。而这种培训方式让人担心的地方在于，它以期待的结果为目的，偏爱催眠治疗师的原创性，真是无可救药。如果后者自己都没有赤裸裸地体验过支配，他也不会懂得，这种实践活动有效与否完全取决于支配。他无法忍受心不在焉，也不会为走上想象的道路而做准备。因为，在刚提到的那个人的个案中，关键在于他自身要有可能出现来自全面醒觉的协调信号，原因其实很简单，他首先要将自己置身于中性状态。

学习可支配的状态并不轻松，因为它不由我们自己掌控。上文我们已经知道，起码可以向着这个方向努力，或者在明白自己无能为力之后转向。事实上，它不属于我们，不是我们的私有财产，我们也无法有意识地接触到它。它只是被赋予我们的。然而，这里也没有什么奇妙或神奇的东西；这种赋予并非来源于某位老天爷的任性,它已经在那儿了,在我们身上,又在我们身外。只是我们总是没准备好去见证可支配的状态被赋予在我们身上,因为我们一直声称自己是生活的主人。我们没有让"预料"深入、扩大,而是急不可耐地去寻找一个解决方法,既不复杂,也不简单,但已经出现在我们的记事本上了;这个方法对于此日、此人和此个案而言依旧相当任意,也过于笼统。在已经习得的技巧集之中——其数量与日俱增——我们确定会找到一个在任何情况下都有效的工具。而一般经验会让我们确信,催眠师的建议虽然对于寻找解决方法是必须的,但在通常情况下不过是一些需要纠正的错误。①

可支配的状态在成功确立之前,还有许多其他的拦路虎。有一天,我准备用口头方式使一个希望体验催眠的人进入催眠状态——由于对他的犹豫不决感到怀疑,我为他指明了一个方法,让他自己做——他便感到了焦虑。他感觉完全变成了别人,

---

① 据赫立格尔(E. Herrigel)所述,某天射箭的时候,由于恼怒,他鬼使神差般没有将箭射出。他当时认定这并非是由于走神,而是因为"右手其他手指把拇指扣得太紧了"。由于一开始他并没有这么做,第一箭似乎射得非常准:"师父观察了我一会儿,像个普通人一样,他不敢相信自己的眼睛,所以他说:'请你再来一箭吧!'我自己觉得第二箭比第一箭还要好一些。于是师父不声不响地向我走来,从我手里举起了弓,坐在垫子上,转身背对着我。我明白这是什么意思,于是我走开了。"(《骑士射箭术中的禅》(*Le Zen dans l'art chevaleresque du tir à l'arc*),戴尔维图书(Dervy-Livres),1970 年,第 71 页)在精挑细选之后,他找到了诀窍来解释为何在所有的动作中就是那一箭是不由自主地射出来的,避免了用支配来解释的漫漫长路。随后,经过长期学习"不加分化的状态"(*état d'indifférence*),箭在他不知情的状态下射出,师父简单总结了几个字:"刚才有个东西射出了"。

回到了混乱状态(按他的话说,每个人只有逃出去才能生存),因为亲密感被打破而感到不安。一会儿之后,他感到仇恨,这种仇恨源于别人想抚慰自己,侵犯自己,消解(dissoudre)自己。他不会信任别人,因为他早已把生命中的一大部分用于挑唆别人的生命来威胁自己,却没有亲身体验自己的生命。①

　　可支配的状态之所以对某些人而言显得有些危险,是因为它有可能引爆他们虚假的生活。或许是身不由己,他们把自己的生活构建在自我防卫的基础上。如果不一直保持警惕的话,就很可能一败涂地。或者把抵挡挑衅的护栏放倒,那样可能会在彼岸找到空灵与纯净。假如他们敢这么做的话,那肯定就是虚空,也应该是虚空。但确切地说,他们不会有这胆量,反倒像是支配求着他们这么做,除非他们曾以某种方式体验过安宁祥和,即便彼时他们仍枕戈待旦。他们表现出对别人不信任,无非是害怕生活的同义词,因为生活曾骗过他们太多次。要想实施可支配的状态,他们必须确信在下方,在他们摔下去之后,大地会接住他们。用爪子往下跳的猫也知道这个道理,即使没有屋檐能让它们懒洋洋地躺着。但正因为如此,他们的孤独不应该像沙漠,这孤独的沙漠应该有一群安静而有好意的人来住。"如果我能想去哪就去哪的话,那便再好不过了",此人对我说,"但

_____

　　① 　这种模式在人的一生中屡见不鲜。多少人只在战斗、危险或风险状态下才打起精神来。他们只有为自己制造最大的风险才能有生存下去的幻觉。风险一旦消失,就应该重新制造另一个风险。

世界需要我来撑着"。为了使他们能接近可支配的状态,要么做长期准备,要么通过微小而零散的接触来激发体验。

有时候,只要紧张地重新发现或重新体验一些催眠状态下的特殊时刻,此时的可支配的状态不会失败,它会让我们慢慢沉浸在事件当中。有一位歌手长期练习禅宗冥想。他跑来找我,原因是他无法决定应该采用哪一个声部,男高音还是男中音。由于某些历史原因,他解释说他"无法在唱的时候做到完全身心合一"。尤其是"最让人尊敬的"巴赫的曲子,让他既无法完全拒绝为乐曲服务,但也会全身心投入演唱中达到忘我的境界。他在两种状态之间摇摆不定。"有时候",他补充道,"我已经唱到了忘我的境界"。多亏了几次催眠治疗,他才能惬意地重新找回这些珍贵的瞬间,并将其衍生到歌唱的整个空间。他的这个问题,已经转到第二个层面(second plan);在他没有去思考这个问题的情况下,此问题解决了。

成功并非总是如约而至,在迈向可支配的状态的第一步会遇到许许多多障碍,以至于不可能立刻再往前走。有位女士想进入时尚行业画设计草图,她明白自己具备所有条件。在治疗中,她将注意力集中在此愿望上很久。但一会儿之后一切都停下来了:"不应该让自己被这么多东西感动,而应该察觉到有这么多的缺失和弱点。"她重新把自己囚禁在高高的围墙里,只有一扇窗。我问她能不能打开,她觉得空气相当清新,还想回床上睡觉。于是,她可以安心休息,坦然面对曾让她非常害怕的离别、孤独之苦。她没有在人与事的残酷性面前表现出无所谓的态度,她注定是个脆弱的孩子。于她而言,可支配的状态还没有施展拳脚。她需要好几个月的时间训练,以使自己熟悉可支配的状态。

有必要为可支配的状态唱赞歌么?这个可怜的词已经被穿上了最令人不快的艳俗衣裳:服从、被动、适应、依靠、中性,很容易造成误解。因为我们很容易把这些词按受限醒觉情境下的意思去理解。在此情境下,这些词获得一个非常有限的意思,却被这个意思所局限;而对于全面醒觉来说,词只有处在与其对立项的相互关系中才能存在下去。根据另外一种存在于世的方式,屈从于现实与灵活的运动密不可分;就像是尊重会影响可能的互动。可支配的状态越是专注于秘密,越是可能被展示出来,也就越发有力。就像是弹簧被拉伸的时候(当然被压扁的时候也一样),无力只是表面上的,力量是潜在的;或者按照传统的说法,它正在蓄力。

可支配或是屈从,或是适应,或是取决于现实,都会招人反感,但也没什么不对的。可支配所适应的那个世界,正是我们头脑中那些现成的理念向我们展现的世界。我们的偏见和有限的知觉都不是可支配的状态要操心的。在极端复杂的情况下,在无限次的交流中,万物众生之间保持着多种运动形式;而可支配的状态的兴趣就在于在此中悄然流逝。现实就是如此,我们要自我支配以适应它。现实同样包含了非常复杂的关系,复杂到我们无法理解。需要提取一些关系,使之成为不断创新的素材。但我们的目光习惯了懒惰,于是注定一再重复。

被配置(disposé)到某一位置同样与被动或放弃无关。"占据其位"(tenir sa place)是什么意思呢？就是用身体把容积填满，任何东西都无法把它从我们这里偷走。对于许多在生活中还没有位置(place)的人而言，在自己身体里栖居一会儿不啻于一场革命，他们一开始无法做到。事实上，对他们而言，在他人面前得到一些同样基本的东西不可饶恕，以至于他们会产生逃走或消失的想法。"在其位"(être à sa place)，就是同意环境可以与我们产生联系，我们可以根据环境改换不同的外形，环境也能根据我们来改变形态。所以，"占据其位"是有可能的，也就是说，通过完成任务，所有的关联(liens)都注定会改变，所有的力量关系(rapports de force)都会出现。[①]

---

① 还是要参考中国文化。弗朗索瓦·于连(François Julien)的著作《势——中国的效力观》(*La Propension des choses. Pour une histoire de l'effectivité en Chine*)(瑟伊出版社，1992年)的第一章为《潜力源于可支配的配置》(Le potentiel naît de la disposition)，而第二章为《位置是决定因素》(La position est le facteur déterminant)。

第四章

改变(modification)

皮埃尔·阿莫瓦雅勒[①]向他的一位学生解释说,要记得在想发出颤音的时候保持手臂不动;一只手活动就行了,能做到一个手指头动最好。阿莫瓦雅勒又说,最好先把调式听清,然后再演奏,让手指随着曲调尽情挥洒。[②] 这两句话分明就是两个世界。我们无法用更清晰的语言表述生存理念之间的对比,也无法清晰地表达这些理念间的相互误解,以及方向上的对立。一方面,有些人一瞄准目标就打算实现,于是强迫自己的身体直接采取行动。方法就是把一个现象切开:既要考虑把胳膊和手分开,又要考虑在有意颤动的时候重新让胳膊与手相连,胳膊不能动,但手要动,当然还要想着去选择我们愿意用这种方法来演奏的曲调。

---

① 皮埃尔·阿莫瓦雅勒(Pierre Amoyal,1949—),音乐家,小提琴家,自70年代末在法国巴黎的国立高等音乐学院教书,随后在瑞士洛桑音乐学院任教并担任负责人。

② 1993年8月20日,图像和音频迅速在有线电视网上传播。

想想,想想,再想想!想一想动作间的区分、衔接、连续,还要考虑(如果可能的话)动作之间既要连贯,又要便于演奏。另一方面,要知道什么即将到来,什么将被某种调性所刺破,穿过,侵入。这种调性尚不存在,但本身已经完美无缺,并和之前之后的一切非常和谐。它被周遭环境所塑造,以至于某个肢体最细微的动作或位移都由它的周边所控制。什么都不要想,只要倾听,同时调整自己,一点点地接近并适应一系列听觉提示的效果。

第一个解决方案自觉地映入脑海,因为文化使然。就像我们说的那样,这是一个居于核心的主体,不管是为了主动发挥独立性,还是屈从于强大的个人主义,他都要成为情境的主人。在仔细分析完运作的方式(fonctionnement)之后,一旦目标确定,然后就为实现目标而努力;这些都不过是智力或意志方面的事。身体是为目的服务的工具,世界也不过是我们开展行动的王国。

第二个解决方案从表面上看正好相反,事实上异曲同工。已经实现的目的反过来催生了精神和身体的运动,需要运动才能达到目的。在寻找有待发现或执行的客体的过程中,没有真正意义上的主体。人被完全列入到设定好的组织架构中,只有与架构和谐相处才能生存,这一事实定义了人本身。尽管事先就知道目的,但在当事人面前,目的还没有被摆出来,因为结果本身包含引导行动的完整程序。这种目的无法通过一系列直线般的推理来实现;它的图像是环状的,包含行动者及其采用的手段。行动者已经身在其中,他只要占据一个好地方和一个好位置,并全身心投入就够了。

我们会反驳说,对音乐——我们也可以将其推广到所有艺术形式——来说,最重要的不应该是与人的动作基本相符。这也不一定,至少我们没有被技术典范的深长意义所蒙蔽,也没有做到让技术典范被我们全部的文化吸收。因为,即使我们没有花时间在路上停留,在这第二条道路之外,或大或小的发明也不可能出现。应该进到事物内部,停留更长时间,这样我们便可以摆脱让自己深陷重复泥潭的思想和行为上的习惯。但我们总忘记这件事,而可能对任何行为造成重大影响。刚才提到的那些在音乐学习中环环相扣的招式,至少向我们暗示了,作为死不悔改的西方人,我们只有经过反复或后悔,才可能选择第二条道路。也就是说,我们不可能不经过第一条道路,或至少不可能不去考虑第一条路,抑或不可能搞不清它的界限。

1. 学习的层面

学习走两条截然不同的道路是可能的,这可以让我们更清楚地了解催眠治疗中关于改变(changement)的问题。我们需要兜一个大圈子,以便其特殊性能够显现出来。首先要思考一下,在整个心理治疗领域里,哪些方面发生了变化?

为了使变化发生在参照系统的内部,我们应当主动承认,需要在这个系统之外,也就是在更强一级的系统中找到支持。这对于驯兽来说是正确的了。如果驯兽师的目标没有超越动物的自然潜力,他便无法使它的行为发生变化。这对于教育来说是正确的,因为家长们应该分享某一人群的风俗习惯以便传给子孙后代。这对于心理治疗来说也是正确的,而在此领域,任何一个人都做不到超越自己以帮助他人。但无论是被驯服的动物,受教育的孩子,还是接受调理的病人,处在变化中的个体都无须离开自己的参照系统。在外界刺激的帮助下,他(它)们只需要继续沿用之前的参照系统即可。如果涉及到青少年或成人,那就是另一种情况。他们自身的参照系统被质疑,疏远,甚至干脆抛弃,另选别的。这又是如何做到的呢?

需要思考一下,"在此系统之外,也就是在更强一级的系统中找到支持"究竟是什么意思。贝特森(Bateson)提出将罗素的逻辑类型运用于学习理念上,并将其区分为三个层面。[①] 第一个层面的特点是,具有某种机制,可以利用"尝试—错误"程序对其选择作出修正。这些操作所依赖的语境既是一个确定的整体,同时也被可能性所围绕。第二个层面建立在改变第一个层面的基础上,也就是说,语境(即选择的全部可能性)会改变。主体进行某种实验,在此阶段有能力从一个"全部"走向另一个"全部",也有能力明白他所处的实验环境(milieu experimental)究竟是怎么回事。于是,我们会怀疑第三个层面是什么意思——其实是对第二个层面的语境的语境有疑问。这就等于是,我们会替换任何一种学习的前提,或针对任何已构建出来的"整体"

[①] 格里高利·贝特森(Gregory Bateson),《迈向精神生态学》(*Vers une écologie de l'esprit*),瑟伊出版社,1977年,第一卷,第253—282页。

的设立方式进行批判。质疑正是为此二者开辟了道路。

这些区分对于学习有意义,很容易应用于心理治疗领域。在第一个层面,参照系统没有变,对同样范围的可能性进行选择。只有通过练习和适应才能改变其运作方式,最典型的就是驯兽,其有效性不可忽视,将其应用于人类行为的治疗也一定有效。在第二个层面,语境变了,即我们从一个参照系统到了另一个参照系统。例如,一种疗法可以重新诠释过去,并赋予过去另一种含义。全部的信仰和前提让位于存在的视觉(vision de l'existence),这种视角显得更广阔,更连贯,也更好地与情境相适应。这时,改变的有效性同样不可忽视,许多的治疗师和患者都能相互满意。

第三个层面触及改变自身的本质。事实上,在第一个层面,我们通过对缺陷症状的强化(forçage)、矫形(orthopédie)和校正(rectification),反而使症状按其原有模式将形态保留了下来;内部没有改变,性质也没有改变。在第二个层面,我们使症状脱离它所处的网络,将其带入另一个网络,在那里,它将穿上新意义的"外套",但它仍然没有改变。那些把诠释作为原动力的疗法就是这样运转的。一切都弄明白了[1],因为一切都处于话语之中,而话语能反映一切。这种"明白"可能会缓解症状,却不针对精神痛苦。那些采用"异相法"(l'usage du paradoxe)或"双联法"(l'usage du double lien)的疗法也是如此。"异相"可以通过挑起内在矛盾,使患者习以为常的参照系统无法维系,但它也没有给出重建

---

① 双关:"一切都包括在内"(Tout a été compris)。——译注

参照系统并使矛盾得到解决的新方法。换言之，假如走运，症状在治疗中能自行消失，那只是某些理论上没搞清的因素造成的。而根本原因很简单，这些可能的成功案例都属于第三层面。

2. 进入第三层面

当贝特森想描述当时发生的事情以及任何真正改变的决定因素时，他的想法变得不确定了。他写道："'第三种学习'只会更难，所以即便是应用在人身上的机会也很少。对于学者而言，也同样很难，因为无论怎样，他们也是人，他们很难想象或描述这个过程。尽管如此，这种现象似乎不时会出现在心理治疗、宗教皈依，以及其他以性格的深度重构为标志的过程中。"贝特森很清楚，难点并不在于去理解简单地"在'第二种学习'层面替换前提，而不实施'第三种学习'"，即仅从一个参照系统过渡到另一个参照系统。难点在于，去解释"这种简单的替换可能就是'第三种学习①'"，即我们可以方便地在不同的参照系统间玩游戏，前提

---

① 格里高利·贝特森，《迈向精神生态学》，第 275 页。贝特森进一步暗示，如果一种疗法能成功地替换第二种学习中习得的前提（prémisse），那么他向治疗师建议了许多策略："(甲)实现让病人的前提与治疗师的前提对质（我们认为精神分析师可以避免使用自己之前的前提）；(乙)实现让患者自己行动——可以在治疗室里，也可以在治疗室外——以便他能与自己的前提对质；(丙)指明控制患者行为的前提本身有内在矛盾；(丁)对于建立在习惯性前提基础上的经验，可以向患者暗示其夸张、可笑的一面（比如在梦中或催眠状态下）。"所有出自帕罗奥图（Palo Alto）学派的心理治疗师对于这个表格都很熟悉，贝特森正是学派奠基人之一。而他的后继者们忘了，他在描述完这些策略之后，也说明了其局限性，因为"总要有一种方法来减轻矛盾所造成的影响"，因此我们知道信仰一直在抵抗我们的反对意见。

是要事先将其全盘接受，对其一视同仁，不偏向任何一种。[①]

如何到达第三层面呢？贝特森认为，这个问题很基本，也会引发其他各种问题，因为它会孕育"一张通往各个方向的偶然性网络"，导致偶发事件、矛盾和不兼容的出现；它不求助于已经建立的（由"第二种学习"提供的）范畴，最终产生危险，偏执狂（psychose）就是个例子。除非我们可以从那些头脑简单的人身上找出一个解决方法，因为他们不会自找问题；或者从诗人身上找，因为他们能超越眼前所见，重构统一的世界。[②]

之所以弄清楚第三层面会让我们动摇，抑或把我们逼到死胡同，是因为我们难以不用第二层面的术语去思考第三层面。第二层面的术语多少都会涉及控制（maîtrise），比如对自在的控制，对灵活的控制，对于轻而易举地用一个系统替换另一个系统的控制，对于轻而易举地从一个上下文到另一个上下文的控制。这自在、灵活和轻而易举从何而来？为了改变参照系统，而去依赖更强一级的系统是模棱两可的方法。在不超越先前层面的情况下，不会发生改变，因为改变的目的就是统领（dominer）前一层面，并且摆脱它所强加的束缚；如果说这种模棱两可的方法就

---

① 可以采取一种恭谦的态度来调和精神分析和居家疗法间的分歧，避免对二者进行本质批评；这也不会延缓对第三种学习的理解，更不会延缓对第四种学习的理解。所以在注释里提一提就可以了。参阅米歇尔·古塔尔（Michel Goutal），《从幻觉到系统——系统的和精神分析的认识论中的家庭争吵》（*Du fantasme au système，Scène de famille en épistémologie psychanalytique et systématique*），ESF 出版社，1985 年，第 111 页。

② 格里高利·贝特森，《迈向精神生态学》，第 278—279 页。

是这个意思的话,那么其实它只会把人引向疯狂。因为不可能找到总是和参照系统相联系而又能让我们摆脱参照系统的范畴。矛盾无法解决。

然而,经验丰富的贝特森转而提示了另一种方法。他写道:"如果我还在'第二种学习'上坚持,所谓的'我'就是我称作'性格'(caractère)的所有特征(caractéristiques)的总和。"

"我"是某个特定语境下我的行动习惯(habitude d'agir),也是我察觉和塑造行动所在语境的习惯。所谓的"自我"(soi)就是"第二种学习"的产品和集合体。如果一个人能达到"第三种学习",并学着根据"语境的语境"去察觉和行动,他的"自我"就会在话语之外。在经验的标点符号体系中,"自我"的概念将不再作为节点起作用。①

贝特森没跟我们说得更多,不过指向还是很清晰的。经验不能再以"我"或"自我"为中心来组织,似乎也不是这样组织起来的。完全正确。而"语境的语境"又是什么?在此层面上,个人又会变成什么?"我"或"自我"在何处消失?构建参照系统的目的是将意义赋予复杂的现实,并让行动能够有效地完成;难道不应该禁止自我安置或被安置在参照系统以外,而应该安置在系统以内,在现实或虚无之中吗?到那时,不同的参照系统之间一律平等,渐趋模糊,而我们也无法依赖其中任何一个。

---

① 格里高利·贝特森,《迈向精神生态学》,第277—278页。

很清楚,心理治疗中关于"改变"的问题似乎非常具有爆炸性,因为我们在提这个问题的时候就假设要从根本上质疑一切参照系统,亦即在习练中为了弄清方向而掌握的所有标记。但这个问题之所以是爆炸性的,难道不是因为我们从相反的方向对其进行思考吗? 说它是爆炸性的,我们会想到抛弃一切标记相当于走出现实。这是不可能的,因为没有人能把自己从头顶上拎起来,从而摆脱自己的影子。要是万一碰巧可以不质疑一切参照系统呢? 仅仅是一直对它们不理不睬? 或对我们习以为常的标记毫不担心,以便在复杂的社会中随波逐流? 或者对攻击我们的各种矛盾漫不经心? 抑或在无穷无尽的景色面前无所事事?

毫不担心,不理不睬,漫不经心,无所事事都会带来问题。为什么这些态度或其影响等同于从根本上质疑? 与后者相比,它们在哪些方面更为有效? 如何达到? 回答第一个问题可以分两步:一方面显示出更高层次的逻辑类型对于操作来说是必须的,但无处找寻;另一方面也显示出在高层次上最重要的东西隐藏在其低级的外表之下。

"第三种学习"就是把一切参照系统放到语境中去,不会导致疯癫,所以想必我们应该依靠比第三层面更高级的"学习"或"改变"。然而,贝特森提出的"第四种学习"①是一种乌托邦。

---

① 为了弥补"第三种学习"的脆弱,英勇无畏而又足智多谋的贝特森提出了"第四种学习":"'第四种学习'与对'第三种学习'所做的改变相对应;尽管如此,我们仍然不可能在一个现实存在的成人组织(organisme adulte) (转下页注)

他也许会假设，去创造一种不再是人类，也不再能明确而有区别地拥抱一切"语境的语境"的生命体，"语境的语境"指的是过去、现在和将来一切存在体（existants）的总和。如果存在的话，这种生命体（vivants）将会是变化的绝对主人。到目前为止，我们还没有找到比"上帝"或"生命"更好的来称呼这种生命体，也没有人向我们解释上帝或生命会通过哪条路来支持我们通过习得自在（aisance）去运用我们自己的参照系统。第一条路，实际上是用来奠定一些基本理论，比如，各种异端邪说不走正道，被排除在其他系统之外；第二条路，是为了激发我们去创造出服从于人类的新物种的迷梦，这肯定也是走上了邪路。[1]没有一个在天上飞的神能在地上任性地创造变化。如果我们想强行了解生命

（接上页注）中记录下'第四种学习'。但变化的过程会产生一些组织，而此时它们的个体发生（ontogenèse）和它们在第三层面内的个体发生一模一样。实际上，正是系统发生（phylogenèse）和个体发生的组合使我们能实现'第四层面'"。（同上，第 266 页）这句话像谜语，却还比较容易理解。第三层面是人类能达到的，它是在由"第二种学习"所定义的物种（espèce）的内部进行的改变。假如有第四层面，或者说，有一个新的物种可以随心所欲地改变从属于第三种学习的物种，这不应该是人类的作品，因为人类只能创造与自己平级或低等的物种。应该由生命来继续其创造工作，（就系统发生而言）在"门"（phylum）的层次创造一个可以生长的新生命（个体发生）。总之，如果人类想要成功改变，要么他就得花上几百万年时间等一个新物种出现，要么转身背对着技工式的文明，以便从生命那里汲取改变的力量。技术是会迷路的，因为它想把对人类的改变与其亲手创造的新物种混为一谈。

① 例如，这种思路曾在胚胎学家阿兰·普罗西安茨（Alain Prochiantz）的书上（《大脑的构造》（La construction du cerveau），第 91 页）被提到。在此书中，这种思路完全恰如其分。错误可能在于相信，可以通过这种途径创造出更高层次的人类。

的秘密,这样的生命也无法创造变化。

以不存在的参照系统为依托是不可能的,而以任何参照系统的起源为依托是可能的。这些系统的诞生原因在于与现实(即一切自我们来到这个世界之初就强加在我们身上的东西)保持距离,并对现实进行安排,赋予现实以形态。而这些系统的源头何在?就是人类建构世界、组装世界的力量,是人类对各种要素进行分级、组织,并使其能够相互识别的力量。我们只要把自身置于这种力量之上,就可以使参照系统和已知的语境之间看起来可能具有相互性,新的系统或语境也才有可能横空出世。这样一来,我们就可以舒服地从一种系统或语境来到另一种系统或语境,因为没有什么东西必须是确定的,抑或独一无二的。实现这种突变没什么神奇的——有些学者和艺术家教我们如何看见或听见迄今为止尚未被察觉的世界,对于他们而言,这种突变只是强制的、平凡的、日常的转变。他们无须在此花时间,但也不停地在此汲取灵感。相反,所谓从根本上质疑先前的参照系统则需要诉诸怒气冲冲的革命,只能摧毁却无法创造,让人无法有效地去开天辟地,更别提灵活、优雅、适度地创造了。

怎样才能到达此地(lieu)或此点(point)?确切地说,要做到无忧无虑,视而不见,漫不经心,无所事事,即做到内心世界的"不担忧"(dé-préoccupation)。我们通常用来控制外部环境的途径不可用了,而唯一可用的方式就是"解构学习"(désapprentissage),因为对第 N 种力量的控制是理论上的空想,现实中的疯狂。任何我们意图和意愿的对象都应该暂且放一放。它们不得不给我们以虚空的感觉，因为我们习惯的坐标缺失了。但也没有别的路可走。并非我们自己选择了走向此地或此点，它们会向我们走来。这里是细小、脆弱事物的地盘，它们一直被忽视，却又想自我表现；但在我们建立的庞大完备的参照系统面前，它们又显得畏畏缩缩。不要面对面地注视它们，否则会吓到它们；而是应该假装无精打采，这样它们才敢慢慢过来，慢慢靠近。所以，我们也应该承认有许许多多可能，要一把抓住全部，杂乱也无妨。正如物理学家在探索宇宙起源时了解到的那样，虚（le vide）并非虚无（le néant），而是最大能量的遗址（le site）。所以，任何参照系统的改变并非由于产生了更高级别的参照系统，而是由于接触了一切参照系统的源头。

3. 想象的力量

无所事事，不担心，"解构学习"，这不就是催眠引导的另几种说法么？事实上，后者的目标就是让我们脱离与世界有关的形式，它把我们置于中心，却把我们变成了远观者；在经历了迷茫或虚空之后，让我们接近轻盈、灵活和力量，让我们参与这个世界。[1] 因此，在此情况下，异相醒觉本身就是变化的前提条件，无须惊讶。

---

[1] 参见上一章开头谈到的关于存在于世界的两种方式的内容。

150

为解释这一事实，莱昂·切尔托克提出了"干性"催眠（l'hypnose sèche）的概念①，其特点是像某些戏剧演出一样"不说话，不诠释"。接下来他写道："随着时间的推移，我逐渐意识到，在很多情况下，尽管干性催眠让催眠治疗师感到失望，但却是最有效率的一种疗法，它能让很多东西发生变化。"②这种形式的催眠之所以最有效，是因为它将催眠状态下的简单、纯净晒在阳光底下，通过这种方法使催眠状态重获力量；同时使我们不要付出全部的努力，也不需要进行巧妙的理解，我们分享了协和带来的巨大能量。催眠治疗师不是通过介入来使催眠状态过度兴奋，因为催眠状态已经被简化为让患者为所欲为，或在患者的世界里自动完成变化。③催眠治疗师之所以悲观沮丧，是因为没有弄清楚催眠的目标——让被催眠者有可能找到自己的位置，让他们的想象和自身汇合，交融。

"干性催眠"这个词可能会使我们忘记，催眠的有效性大部分取决于被催眠者所做的准备工作，无论他是否知晓。假设有位患者为了消除症状去找催眠治疗师。他之前已经设想到一次或几次治疗会产生他期望的效果。因此，他想象到病痛已被治愈，正是想象产生了效果。我们所谈的自我暗示（auto-sugges-

---

① 莱昂·切尔托克，伊莎贝尔·斯腾格斯（Isabelle Stengers）和迪迪埃·吉尔（Didier Gille），《异教徒回忆录》（*Mémoire d'un hérétique*），第 227 页。

② 同上，第 228 页。此处"有效率的"（effective）应理解为"有效果的"（efficace）。

③ 原文为 travail，本义为"工作"，也有"作用"、"变化"的意思。——译注

tion），不也是同一回事么。简单来说，我们故意不在思考这种暗示的性质上花时间，也就是，被催眠者向自己暗示一些尚未出现的或只是在想象中存在的事，只有想象才能使人"自我投射"（se projeter）进未来。这种投射先于变化（changement）的发生，没有它，变化恐怕永远不会发生。

事实上，改变的问题也可以按照同样的视野（perspective）来谈论，但要换一个角度（angle）。因为，如我们所知，人类具有想象的能力，这也是一种重新建构世界的能力。参照系统就来源于人类，将全部构成现实的成分组织起来。想象时刻准备着自告奋勇地充当一切可能的特殊语境的总语境。想象保持足够的距离，以防被任何坐标系统（système de coordonnées）纠缠，并可以将其束之高阁，选择适合自身的最恰当时机。

人类的想象具有两面性：既绕开现实，又转向现实。应该说得更仔细一些：通过绕开现实来转向现实。假如想象无法逃离现实，就会被现实致命地黏住，这样的话它就没有任何力量把我们的世界作为一个整体来建构，更没有力量去改变我们同世界的关系。世界，或作为整体的世界，不应该被解释成具有模糊和杂乱特征的一个个实体。之所以想象会不时产生噩梦，是因为它被现实中出现的错综复杂的联系所渗透，无法利用我们教给它的形象和词语（即各种已被识别的参照系统）将各种联系反映出来。只有想象能够无视事物的分别或隔离，以及它们之间的互斥（rejet mutuel），却又在事物交换（échange）或衔接（correspondance）的过程中捕捉它们，也就是说，作为一个整体捕捉各种事物。

　　分别、隔离、排斥是受限醒觉的宿命。根据受限醒觉的要求，小提琴手想着手臂不动，手动，还要仔细看着琴弓。当受限醒觉转向现实，想象就无法生长，它只可能是全面醒觉的副产品。事实上，想象从未熄灭，它通过梦境来照亮我们的黑夜。梦境比我们双眼和双耳提供的信息更有用，会告诉我们自己是谁，身在何方。梦境在确定的客体之间上蹿下跳，或允许我们的生命中有一些非同寻常，以此来照亮我们的白天。想象是现实的，也只有想象是现实的，它早已把某个音符纳入到了总谱里，随时都可以奏响。因为想象为我们打开了一个无限丰富的宇宙，比目不转睛地盯着手、臂和琴弓时呈现的宇宙还要丰富。想象抵抗的是预先形成的现实，正因如此，它无法改变现实。想象具有建构世界的力量，当它回应全局的现实——比我们之前设想的现实无比复杂——的时候，我们所处的现实就会改变。于是，我们在想象中掌握了一种能力，让自己可以愉快地在已经编码的参照系统中活动。

　　有人会反驳说，想象不可能既被故事/历史（histoire）造出，同时又塑造了故事/历史。但可以假设一下，打个比方，基因组（génome）依赖于表观遗传学（l'épigénétique）①，但是否因此而

----

　　①　历史的重要性当然不应该被低估——"同表观遗传学相比，严格的遗传决定论是有局限的；这种局限性越显著，神经系统的自身结构与个体演化过程的联系就越密切。换言之，对于两个有着完全相同的遗传内容的个体而言，如果是两只蜜蜂，那么它们几乎一模一样；而如果是两个人，他们就可能会有很大差异"（阿兰·普罗西安茨，《大脑的构造》，第78页）。

不去担负起构成有机体的责任呢？是否还可以假设一下，作为深睡眠成果的梦是一个极其封闭的系统，是否无法决定我们的行为、目标和野心。想象的内容一定是，也完全是每个人生物的、社会的、文化的演变过程的产物。但想象的力量与之毫无关联。想象当然不会被困在一个四周布满了不可逾越的栅栏的地方，因为它会不停地根据发生的事情而自我加强或衰减。就像梦的原理一样，那些由想象表现出来的图像的特征也来自这些事情，但这不会让想象和它的产物处在同一个区域（registre）或水平（niveau）上。我们也许会想到，记忆不会与其内容分离，有记忆就是为了记录和保存。从这个意义上说，过去是绝对不可能改变的。但当记忆将其内容在想象中传递的时候，想象的力量会对其进行重组。于是，从另一个意义上说，过去也是绝对可改变的，以致于我们的演化进程不断更新，甚至能主动地、根本地更新，只要我们任凭想象力去发挥作用。

这里有一些例子可以证明这种力量的有效性。有位作家几个月来再也无法坐在写字台旁写作。我让他集中注意力，将要创作的主题在脑海里驻足，这样他就可以坐在电脑前开始写作了。他笑了，因为他的思维还正常，对这些魔术般的把戏不屑一顾，真心觉得我是在拿他取乐。但绕了几个弯，等了一段时间之后，他同意玩这个游戏；又过了一段时间，他惊讶地发现可以开始写作了，而且成功地坚持了几个月。

更令人惊讶的是一位在指导中心负责接待工作的人的例子。此人越发被来访者吓到。第一次治疗时，他（在想象—现实

154

中)面对一个吓他的来访者,把精神集中在对此人的所有感受上,这些感受正是此次会面的效果;他倾听时,吸收和采纳这种无法忍受的烦恼;他俯首帖耳,为了得到(而不是寻找)对方愉快的回应。第一次治疗的效果也就持续了一天,在这一天里他能够平静地工作。随后的每一次针对症状的治疗时间都延长了,整个周一到周五,症状消失得无影无踪,而每个周末,症状依旧,让人痛苦到还能一直记得疗法的好处。所以,在勇气、意志、好的解决方案都无效的时候,对期望事件的想象就会为其实现开辟道路。

思考想象的角色是为了理解在心理治疗中发生的一切。首先,想象不停被激发,它的力量难免让人震惊。其次,正如我们上文指出的那样,如果只求助于演化过程,只求助于回忆(remémoration),疗法就会逆着时间的流逝向前追溯,但它不会影响患者当前的存在,因为它在演化过程的构成原则上遇到了障碍。"开始"只不过是时间上的起点,我们把它同过程的驱动原因混淆了。回忆可以把我们带到最初的、原始的境界,但从不会为我们提供用来前进的马达;就像对古老事物的迷恋不会使我们摆脱宿命。回忆待会儿就让我们在宿命面前呆若木鸡。与之相"对立"(au contraire)的是——而不是"相反"(à l'inverse),因为这里涉及到质的差别——如果承认,有力量的想象可以游离于演化过程之外,我们就能理解,依靠想象有可能改写演化过程。同样,表观遗传学可以改变一切与遗传相关的东西(le génétique),而后者又改造了表观遗传学;记忆可以转化为想象,又赋予想象更强的力量以改变演化过程。我们明白，想象可以逃离现实，所以它具有指挥（commander）现实的力量，能让现实焕然一新。它能召唤尚不存在的事物，使之出现。正如它带给了小提琴手未来，他任凭将要奏响的那个音节落在了自己的指尖。

4. 作为重叠（redoublement）的决定

或许想象有力量改变我们的演化过程，亦即"过去"出现在"现在"，出现在我们面前。如何施加这种力量？为改变我们的现状，应该提出什么条件？在我们的世界里，第一问该我们回答，第二问该不该我们回答要作一个决定。因为只有回答了第二个问题，我们才能着手进行有效行动：想象变成杠杆，决定给了它一个支点，使其能够清除障碍物，而不是逃避到梦境中。

有人会很惊讶，说催眠实践怎么会包括决定。正如我们在前一章明白的那样，支配和想象如果不合适则不会产生任何效果，本应如此。而非常有必要让这个结构性的时刻（moment structural）原样地表现出来。不能因为催眠治疗师默默无语地度过了这一时刻，我们就应该忽视。

"由我们回答"和"决定由我们回答"，这两个都有必要的问题，为何会对想象的运转有着重要影响？在最常见的情况下，我们都身在别处，处于强加在我们身上的东西之外，试着用别的方式来重构我们的过去："假如某件事没有发生，假如我没有说某句话,或我说了另一句话,假如我明白某事要降临在我头上……"换言之,如果身在别处,我们就不可能不迷失在空洞的白日梦中,这梦境看似与现实有关,实则只是在时间的维度上去追溯,并拒绝承认。区别上文提到的两种想象的钥匙就在这里——一种是面向现实的想象,一种是原地打转的想象;前者正因为面向现实才得以有效运转,后者迷失在"假如……就好了"的贫乏妄想之中,逐渐使人所拥有的最棒的力量变得失信、贬值、不安。①

　　决定的零度(le degré zéro de décision)影响想象的工作,也使个人所处的确切位置发生了重叠。这可以通过最基本的方法来完成。比如,催眠治疗师会问那个迷失自我的人,扶手椅是不是很合身,头是不是舒服地放在头枕上,扶手会不会太细而无法支撑双臂,皮革的触感是不是舒服,座位是不是太高了,会不会无法把双脚安稳地放下来,等等。这些询问似乎在重新确立起

---

　　① 艺术创作通常会撼动我们习以为常的看、听或感觉的方式,但和梦境以及梦中的后悔或懊恼没有共同之处。恰恰相反,艺术是融合的产物,应该说是想象与现实的粘合。贾科梅蒂(Giacometti)说他只雕他看得见的东西。塞尚(Cézanne)"住后退了退,仔细打量,眼睛先注视着物体,随后慢慢绕着物体转了转,又让双眼的目光汇聚在物体之间,像是要穿透物体,将物体据为己有。目光最终汇聚在了一点上,很可怕。有一天,他对我说:'我也不能把眼睛抠出来,它们同我观察的点粘在一起,以至于我觉得眼睛在流血。'几分钟,有时是一刻钟,过去了。好像有一丝困意向他袭来。他钻进了理性与人间之下的根基里,在那里,人的意志或许会同事物的意志相遇,可以自我再生,抑或被吸收。"(佳斯盖(Gasquet)与塞尚的对话录,转引自让-克劳德·莱本斯泰因(Jean-Claude Lebensztejn)《记忆的持续》(Persistance de la mémoire),载《批评》(Critique),1993 年8—9 月,第 555—556 期合刊,第 629 页)

热情友好的原则，也仅限于寻找一个舒适的坐姿，但也是为了把患者放到当下的现实中来，哪怕是通过最平庸的感官感知到的现实。也许是因为提这些问题就是为了回应他的态度，以及对话中那个不可或缺的时刻。当病人同意以一种天真的方式去回答这些问题时，可以肯定治疗工作早已开始了。事实上，如果患者不在现实中占有一席之地，或者不能考虑患者在现实中占据的位置，我们怎么知道他因何而得病呢？

也会经常出现的情况是，同样简单的方法并不合适，也收不到任何效果。如果某人因此自暴自弃，他就知道自己有消失的风险。他应该严阵以待，脚尖点地，准备好纵身跃起，对抗危险。因为，这么长时间以来，降临在他身上的一切都对他构成威胁——焦虑、环境、遭遇。因此，他不会给自己放假，也一刻都不得安生。还有些人正好相反，他们的身体感觉舒服，却是如此地被动，以致于我们有权质疑他们姿势（posture）是否有效（efficacité）。这种被动性反映出，他抛弃了所有的积极性，这本身也是对自己所处位置的否定。任何的手势在没有设问的条件下都不能被正确解读，这一点需要治疗师多加注意。有时还会出现的情况是，这种简单的姿势很难找得到。治疗师不会自认为已经达到目的了，他们必须去探究，通过何种途径能够实现这种姿势，又有哪些障碍。能够坐下来并不完全等同于承认，在某个时刻呆在某地，就是被"在场"（présence）所吸收。也许，最简单的事情也最难做到。我们能掌握上千种规避的方法。这也不会让我们怀疑，只要"在那儿"或者"选择在那儿"，我们的生活就

158

会走上另一条完全不同的道路。

我记得有一天，一个无法回答的问题逼迫着我，加之我所在私立学校的氛围非常宽松，我的脑海里出现了一些未曾预料到的词儿："我马上能想到我所想的东西(Je vais pouvoir penser ce que je pense)。"当时，我感到似乎大地在颤动，我写作的书桌也乱摇了起来；我失去了平衡。紧接着，我什么也没做，但觉得刚才不由自主说出来的那句话应该由自己承担责任，我明白自己的处境将被撼动，也无法回到过去。即使有人跟我说我经历了一次催眠状态，我肯定也一头雾水。然而，异相醒觉引发全面醒觉只不过是一个吹毛求疵的等式。只要我们每一次仔仔细细地去想我们所想的，去感觉我们所感觉到的，去体验我们所体验到的，我们就进入了世间的生活(la vie du monde)中，也就见证了它的力量。①

待在那里，就在那里，就现在。这和忍辱负重有的一比。但这也不是让你不分好歹地决定去做任何强加给你的事，或无能为力的事。不去思考、感受、体验别的东西，只是现在；换句话说，迷失或融入当下的现实中，消除思考、感受、体验中的"我"和被思考、被感受、被体验的事物之间的距离。举个例子，当某人

---

① 摩西站在燃烧着的灌木丛前，问耶和华叫什么名字，后者的回答不过是："我是'我是的那个人'"(Je suis qui je suis)或"我是'我是的那种东西'"(Je suis ce que je suis)。这种最简单的等式想必就是对于催眠状态的最佳定义，抑或是对人类自由本质的完美定义。没有比这更厉害、更有效的解决方式了。如果可能完美地重复"我是"就相当于"全能"。

处在抑郁（dépression）的状态中，某些催眠治疗师会在情境中寻找那些可能属于"实证性"（positive①）的东西，借此使患者远离抑郁。这种方法在某些情况下很有必要，但有时候，如果做迟了，就会有危害。某天，患者可能凭借他头脑和身体里全部的力量进入沮丧和多愁善感的状态之中，看遍这些情绪，任凭它们侵入。通过说服自己"抑郁不是一切"而使抑郁远离，实际上是将抑郁抛弃，抑郁的力量毫发未损。相反，如果我们独自忍受抑郁，不和任何人分享，就会使抑郁放弃抵抗，使其成为其他情绪的一分子。通过这种方式，抑郁蜕变成了一种力量（force），就如同我们在敌军面前采用撤退的妙计，使其远离基地，在没有标记的野外交锋，逼其就范。

当想象什么也想象不出来，仅满足于服从现实的时候，让现实在现在找到自己位置的时候，想象或许是在向我们展示它最强的力量。在这种情况下，为什么还要谈论想象？因为想象被遗忘在现实中，它发现现实无比复杂，会产生创造现实的印象。在没有想象的条件下，只有当我们疯狂的头脑需要维持三或四个以上的参数时，现实才会在脑中显现。被嘲笑的正是受限醒觉。如果向它提供的要素的数量超过了它习惯的数量，即它先前预料的数量，它就会陷入混乱之中，也会不惜一切代价关闭与现实的联系。这种受限醒觉先验地知道它会看到、听到、观察到什么，被受限醒觉所能支配的那些范畴（catégories）——也就是

---

① 法国哲学家孔德（Comte）用语。——译注

提前建立起的参照系——可以勾勒出后者的轮廓。由于不了解睡眠，仅凭想象这个全面醒觉的工具，就可以给予物体和生命体无限的多样性和交流的机会，不对其加以限制，使它（他）们可能构成一个世界。当想象绕了一圈回来，延伸成为梦境或梦魇；它比浸透在想象中、已经有所萎缩的时候还要贫乏得多。而它却处于力量的巅峰，因为它成了事物本身，像生命一样可以自我更新。它就是生命的想象，利用组织我们世界的地图来指引我们方向。要做到这一点，受限醒觉该歇歇了，因为它如孩子般不安，抱有不合时宜的愿望，并渴求得到承认。

一位研究人员要向一群科学家提出一个大胆的计划，他们等着对该计划的后续工作进行评价。如果该计划没有被采纳，研究员的职业生涯就悬了。在期限到来之前，他不知道时间是怎么过的。我认出并明白了那些他可能掉进去的陷阱，于是建议他围绕"不多不少"这个主题来做一做训练。他必须把注意力集中在自己的能力和局限上，也不要太多细节，就是把所有的"自命不凡"和"自我贬低"尽量准确地用"是什么"、"能做什么"、"希望（做）什么"表达出来。他一边想象，一边站在观众面前，抓住一切能让自己更好地引导话语的因素，将明示信息转变为暗含信息，使其能融入到自己将要说的话里去。"不多不少"意味着，他必须以千分之一微米的精确度，不让别人高估或低估自己，哪怕一点点；而是完全按现实情况来估量。或者，他必须准确地称出自己的体重，一微克不多，一微克不少。在正式登台之前完成这些练习，他就能够用数字说话，不会有一点儿添油加醋的成分,也无须为那些修辞手段的效果而操心。这样一来,他就可以避免可能因回归自我,或由对话者的眼神、评价等造成的抑制作用。[①]

一个好的出路应该源自这样一种训练么? 这从何说起呀。首先,为什么不要涉及能力和局限的细节。因为这里不是在谈自我认识,也不是就成功的可能性问题展开辩论。我们可以设想一下,比如说,促使此人承认自己的方案有价值,可能会使他的信心增强,也可以平复他不安的心情。但他也有可能跳不出种种不安的心情,反倒想跟它们开战。在这样的争论中,谁也不敢肯定自己是赢家。尤其是,这样的手段倾向于强化每个人对自己的关注,让人觉得有必要进行自我判断和自我估量。然而,这种操心很快会变成行为的制动器。它所使用的力量本应用在别处,只是由于这种手段一直寻求有效性优先,故用在此处。如果用上文使用过的术语来说,这种积极性的强化并没有超越类似于"矫正"(dressage)的学习层面。然而,无论对于演说者,还是对于听众,提交的方案都要求对目前众所周知的参照系提出质疑。因此,提出方案的人应当处在这一层面。

每当催眠治疗师观察到所想象的事都实现了,他就会感到

[①] "当一位演讲者意识到自我,又想到'我是对着一群听众讲话',此时,他的演讲已经被干扰,思路已经被打断;但当他迷失在自己的演说中,醉心于自己讲的主题,此时,他是最棒的,说得好,表达得也清晰。对于一切巨作——艺术的、诗歌的、思想的、精神的——来说,只有当创作者完全沉浸在自己的创作中,完全忘我,摆脱自我意识的时候,它们才能被创作出来"(瓦尔朴拉·罗睺罗,《佛陀的启示——根据最古老经文》,第100页)。

很新鲜,次次如此。当他随后去思考到底发生了什么,就会观察到此现象是在一些很具体的情况下发生的。根据前文所述,可以归纳出一条普遍规律:一切我们可以想象出来的都会实现,当(也因为)它在世界里的位置已经被发现,且它以最确切的方式决定要坚守那个位置。相反,在异相醒觉的状态下,我们不可能想象出任意某件事,因为这种状态依附于现实,因为它一直对我们所处世界的实质保持警惕(il est la vigilence de ce qu'est notre monde)。但被压制的是想象本身——想象自身无法想象不可能实现的事,因为全面醒觉让我们想象的是已经有的事。想象凭借它的能力接纳现实,那是我们的现实,也是我们的位置。我们想象到的东西之所以无法实现,是因为梦境的道路在此之前已经打开,它不允许想象的画面侵蚀事物。

5. 作为逆转(retournement)的决定

为了让离开她的丈夫有负罪感,这个女人想变得"不太好"(aller mal①)。令丈夫非常高兴的是,她一切都好。当某一天,我们第 N 次问她,何时才能不想变得很糟糕,她用一种认真且不容置疑的态度说:"我知道我不想。"这句话是她不慎说漏了嘴的,她开始咬手指头了;因为她怀疑自己覆水难收,而我也见证了她刚刚迈出的这一步。我一字不漏地重复道:"从现在起,您

---

① 这个短语在法语里侧重于指身心状态。——译注

完全没有必要抱怨您的不幸,因为您很清楚您的不幸将持续下去。"听到这里,她还在凭借"我不想"负隅顽抗,这样下去无异于慢性自杀。在接下来的几周里,只要她的想象还被报复心理所占据,她就会为那句向她打开了残酷的改变之路的诺言感到后悔。在说出了那句"我知道我不想"之后,她说她已经失去了坐标和避难所;然而,她又补充说,在她的一生中从未体验过命运掌握在自己手中的感觉,因为曾经对无可救药的软弱抱有空洞的信仰,深陷至今。逆转的准备工作在于利用某些事情一点点地改变想象,这些事会让她原本不想要的力量显现出来。这就是她在"已经流逝的"过去中已经想象出的东西("我不能"),同样也是她在"即将出现的"过去中开始想象的东西("我不想,所以我能")。

像逆转一样,决定也是必须的。在某些情况下,当想象有效时,必须的决定会以另一种形式出现,比如下面的例子。一位妇女几个月以来一直抑郁,不想工作,吃不香,睡不着。她说她也搞不清这种状态的原因。于是,我向她了解这是怎么开始的。她全神贯注,看见了她之前的人生在流逝;她回忆起母亲临终前曾向她说明,本来不情愿要她这个孩子。现在她肯定,自己的抑郁就是从那一天开始的,但似乎无药可解。事实上,谁也无法让这个女人自从出生时候起就是一个被喜欢的人。她应该甘心。用我们的术语来解释的话,只能说得笼统一些。这个女人所处的确切处境的位置(position)如何? 怎样判断出这个处境? 我们待会就知道,她之所以深陷于这个忧伤的时点,是因为她不愿意承认自出生伊始就强加在她身上的境况,她又期待着这种境况在产生之初就发生改变。但知道这种情况根本没用,关键在于设身处地地说诸如:"我等一等更好,我什么都不指望,就希望我妈妈当年是因为想要我才把我生下来"之类的话。这提议貌似荒谬,但却准确定义了这个女人所处的位置和处境。在当时,决定下来,完全赞同,别无他求,这能让她重回现实世界,并为低迷状态画上句号。她或许通过这种方式选择了故步自封,但她毕竟作出了选择;这样一来,她现在变得有活力,做事经过大脑。从此地(ce lieu)出发,也只能从此地出发,她可以想象一下,那句话变成否定句之后并非毫无意义:"我不再等了,我不再等我妈妈想要我了。"就这样,只有她找到并确定了位置,对未来的想象才能找到其着力点(point d'application),并产生一种反转。

6. 治疗师的作用

米尔顿·艾瑞克森(Milton H. Erickson)向我们报道了一个在催眠状态下想象发挥"改变能力"(pouvoir modificateur)的典型个案。1956 年,他应邀给波士顿州立医院的精神分析师们作关于催眠的报告。为了便于示范讲解,他选择了一位对催眠一无所知的女护士。但当出席的精神分析师们得知他的选择时,便向他解释其中的风险。这位女护士名叫贝蒂,曾经自杀过。她把自己的首饰和衣服全部送人,提前写了辞职信,已经考虑好几周后自杀。艾瑞克森已经和她约好了,他觉得说话不算话很不好。报告结束之后，他让这位护士站起来："现在，慢慢往讲台这边走。继续直走，面对着我。现在，别走太快，也别走太慢；每走一步，你进入催眠状态的程度就会更深一些"。

贝蒂进入了深度的催眠状态，她完全忽略了听众，也不在意艾瑞克森。他提醒她催眠时间已经延长了，每一秒钟都很宝贵。他邀请她去了城里的林园、动物园和海滩散步[1]，然后又谈到了所能想到的关于生活的各种话题，海阔天空地谈。最后，他向听众讲解了与催眠有关的其他一些内容，又向女护士致谢，并让她回到报告厅。

第二天，贝蒂没有来医院上班，也没有留下任何证明自己失踪了的证据。警方也没找到她的尸体。有人指责艾瑞克森造成了贝蒂的自杀。十六年过去了，艾瑞克森接到了佛罗里达打来的一通电话，在电话里贝蒂向他解释，自己当晚就离开了医院，然后进入陆军医院当护士，后来又结了婚，并生了五个孩子。

可以说，这种行为无法被模仿，以下是艾瑞克森对这个似乎难以置信的故事所作的解释：

> 于是，我去了果园，并让她对果园产生幻觉。我谈了什么呢？谈了生命的各种存在方式——现在的生命，将来的生命，花朵、果实、种子，每一种植物上每一片叶子的不

---

[1] 此时，艾瑞克森在对女护士进行催眠，详见下文。——译注

同形状。我们又去了动物园,再次同她谈到了生命——年轻的生命、成熟的生命、美妙的生命和迁徙的方式。然后,我们又去了海边,在那里,一批又一批过去的生命找到了快乐,一批又一批将来的生命将寻找快乐,一批又一批当下的生命正寻找快乐。还谈到了海洋的奥秘——鲸鱼和鸟类的迁徙,大海龟,还有一些人类无法弄明白,却很吸引人的事。①

我把每一个有必要为之活下去的事物都说了出来,而除我之外,现场没有人知道我正在做心理治疗。听众们听见了我所说的一切,但他们只觉得我仅仅是在讲解暂时的失调(distorsion)和幻视、幻听,抑或是针对催眠现象作介绍。他们从未意识到我正在有意识地进行催眠治疗。②

假如我们有同样大的胆量这么做,收到的效果也未必好。可这又怎样呢?只要我们能通过大胆尝试,使自己更准确地了解异相醒觉在理想状态下意味着什么就行了。值得注意的是,这段叙述在"想象的运作"和"在世界中所处的位置"之间建立起了一个完美的等式。在此情况下,并非是患者在想象,而是治疗师在想象;这相当于在假设,治疗师也要进入患者所处的情境中,同情境合二为一。治疗师向女患者唤起生命的各种形式,无

---

① 以上均是艾瑞克森对他"陪伴"患者进入催眠状态所作的详细陈述。——译注

② 转引自皮特·布朗,《催眠的大脑、催眠治疗和社交沟通》,第 248 页。

须考虑她的个性、经历或所处情境,让她能重新进入(抑或初次进入)到生命体(vivants)的世界中。位置已经给了她,于是她所处的深度催眠状态使想象的画面能够执行她所说的一切。①

如果更仔细地分析一下这个故事,就会发现它的确有很多奇妙之处。这个女人在她生命中最关键的时刻成为艾瑞克森的治疗对象。她已准备好逃离尘世,与过去诀别,无所牵挂。这难道不是以一种极端的形式,重新找到一切变化的终极条件和否定条件么? 也就是从根本上质疑一切参照系统? 贝蒂自己也没考虑好,但据此我们认为她除了自杀别无它路。但在固定不动的人们(les gens en place)恐惧的眼中,自杀是决定的后果——把珠宝送人,告别房东,辞职。她斩钉截铁地把自己推到了悬崖边,使自己的生命存在(être)简化为一个无所羁绊的存在(existence)。但也许我们会说,这就是为进入异相醒觉所做的最好准备,恰好与自杀的意图相反。一旦有人向她提出建议,她就会做好准备去接受一个全新的生活。

艾瑞克森,从他的角度来说,仅局限于一位心理治疗师有权去做的那些事。我们已经告诉他了,他也知道,这个女人处于崩溃的边缘,把她的处境拿到与她毫无关系的公众面前进行讲解很可能会失败,但他没有逃避。可以假设一下,他和她只进行了只

---

① 我们可以顺便注意一下,这些话会让我们想到天主教徒们誓言的断定(définition):"他们怎么说,便会怎么做(Ils opèrent ce qu'ils signifient)。"这些被接纳入教的人要处于催眠状态才能行动么?

言片语的交流,短暂的时间却能让他从人群中将她挑出,他明白她已经为纵身一跃做好了准备。但这依然是一场势均力敌的游戏。她是否如周围人所料,站在自杀的边缘?抑或相反,她有没有为生活的新方向做好准备?有没有想过,在抛弃一切之后,一个全新的未来在她面前展开?艾瑞克森冒着和这个女人同样的风险。对于挑战,他的回答是,她自身的认知能力受到挑战,而在此情况下她却又对自己肃然起敬。尽管似乎有些吊诡。正因为她有能力去自杀,她才能够重获新生;尽管他很轻率①,却没有忘记对她的承诺,正是这承诺激起了她的信任和对生活的兴趣。

当改变存在的时候,催眠治疗师的角色即是如此,哪怕这种角色建立在一种注定更加低调的模式之上。这个女人的注意力没有放在其他听众身上,而只集中在艾瑞克森一人身上。他抓住了这种注意力,目的只是向她介绍生命的各种形式,无论是植物,还是动物,无论是人类,还是宇宙。被催眠者被切断了各种感官汇流(afflux sensoriel),剩下的只有听觉。从前,在受限的感知环境(environnement perceptif)中,被催眠者保持着注意力;而现在,他事实上已从这种感知环境中消失,目的是利用声音来自我发现。就像是一个生命处在宇宙中,宇宙先于它出现,却又支持它的演进。治疗师不再是他自己,他已成为世界的一分子,和其他一切事物一样明晰可辨,也一样分担职责。他在其中没

---

① 指艾瑞克森在不知道贝蒂准备自杀的情况下选择她作为演示的对象。——译注

有扮演特殊角色。如果说，这种体验的意义仅仅在于自我（moi）或本我（soi）的消失，目的就是为了实现没有主体，只有如事物一般存在和发生关系的生物（正如贝特森指出的那样），那么催眠治疗师又该如何做呢？刚开始，催眠师很沮丧，但这根本不值得一提。他自我感觉没有用，也不明白，而这只能证明在他不知情的情况下被卷入了全面的运动（mouvement général）中。此时，他那所谓"催眠施术者的本领"已不再管用。他被拉扯着，不得不放弃一切知识，也强迫自己不去辨识；不是让某些语境凌驾于自己之上，而是真正使自己的行为和言语脱离语境（décontextualisation）。他可能达到的最好的状态是不再拥有武器和盔甲，使自己紧贴周边的现实，但又不得要领。

接下来，正因为摆脱了一切的力量，他将有能力完全承担自己的责任。切尔托克写道："于我而言，催眠分析师（hypnoanalyste）首先应该对在治疗过程中起作用的不可控因素保持一定的敏感，也应该能够体验那种无法理解的感觉，而不是将这种无能为力驱赶到理论的背后。"[1]"无能为力"的另一个名字就是"可支配的倾向"，催眠分析师借此超越治疗中的各种构成要素，而去直面患者世界的构成要素。在这里，催眠治疗师根本质疑一切参照系统，一切语境因质疑而产生。也就是说，催眠施术者（hypnotiseur）在工作过程中完全和被催眠者（hypnotisé）处于同

---

① 列翁·切尔托克，伊莎贝尔·斯腾格斯和迪迪埃·吉尔，《异教徒回忆录》，第 226 页。

一起点，在此点上，一切事物和生物相互交易（s'échangent），彼此回应（se correspondent），它们的唯一关切是让自己被带走。

如果催眠师丢掉所有的标记（repère），让自己的想象如患者的想象一般多样和复杂，一些词语和想法就会主动来找他。这些词语或想法与特定的情境有关，在患者身上强化了参与的状态，并向他指明有哪个障碍要超越，有哪条道路可以行进。但当他试图表述一些具体事务，即在一个广阔的参与场（champ de la participation）中勾勒出一条确定而清晰的线条时，即便他没有去幻想，也会冒着弄错的巨大风险。每当说话或暗示的时候，他会离开"可支配的场地"（terrain de la disposition），或离开学习的第三或第四层面，来到第二层面；那里有一些标记，但总是不可靠。如果就此重返他曾经提出过假设的那个状态，那么他会倾听对话者反对和拒绝的意见，并将反对和拒绝作为另一种可能的参与线索考虑进来。

相反，我们永远应该搞清楚，我们依然处于实验的环境中，也就是说，要对发生的一切进行问询和控制。因此，在这种环境下应当有耐心，头脑要清楚，还要保持注意力，因为我们总可能会陷入一些假象和催眠副产品之中。最佳的状况只会出现在理想的个案中——病人不会计较催眠师的安排，因为当时他的症状已经到了无法忍受的地步。但经常出现的情况是，病人希望从治疗中获益，又不愿承担任何风险，因此他会拒绝进入支配所产生的那种无所谓的状态。他迷失在反对之中，用催眠治疗师的话使自己晚一点开始这场冒险；他想时不时地再去抱怨抱怨，或是说说自己的事,无论大事小事;他开始寻找感情(émotion)和立刻的满足感。对于某些人而言,假如仪式或恐惧的藩篱注定要塌陷,那会让他们直面深渊,而他们却将这种感受与经验混为一谈。他们愿意去模仿,而不是去做。这些心理防御的形式反映出了慌乱(désarroi),在某些时候和某些个案中是必须的,也应当被尊重。不要被它们欺骗就好。催眠治疗师为了不掉进陷阱里,也不需要疑神疑鬼,处处小心。只要自己还处在支配的中心,他很快就会明白是否有些东西被反反复复地交由他来处理。

只有在重回无力的状态之后,才可能克服不耐烦的心态,为完好无损地消除仪式感和恐惧感开辟新的道路。改变患者,前提是催眠治疗师不担心自己被改变。改变会在合适的时间,以合适的方式到来,抑或不会到来——治疗师摆脱了改变。于他而言,失去希望正是一条通往自信的道路。因为起作用的不是他的行动,而是患者自身表现出来的大度。有一天,某人对我说:"我现在知道了,真正在干活的不是您呀!"当治疗师尝试了所有办法却都无功而返,于是他放弃;此时患者的自由反而被激发出来。他不再因治疗师的操心和善意而感到窒息,那不过是装模作样地给他们做拐杖。

有人观察到自己身上出现了变化,他来感谢我;也有人没变,于是来骂我。我会感到满足,也会感到受伤。但我会觉得,这些话并不是对"我"说的。"我"并不存在,对我说话的人刚刚是在对着空气说话。不要去问那个不可或缺的"催化剂",在适当的反应发生时,它感受到了什么,或者(这也是老掉牙的问题)

当他不再能操控这个奇迹时,他感受到了什么。回答不过是——他就是这个样子的,观察自己而已。他离得不远,也不是不敏感,只不过是为了完成任务。正如他所在场域(champ)中任何一个处在同样位置的人一样,治疗师本身就是一个重组场域的好机遇,但他又不是场域的原则或节点;有一些东西在重新布置(réordonner)场域。这就好比,在射箭中,有东西在拉弓,有东西在放箭,直到命中目标。

7. 从心理到物理

切尔托克引用了一位名叫贝亚特丽丝(Béatrice)的人的话:

> 催眠带给我一种依附于某物的存在感,而不是像在精神分析中的那种依附于某人的感觉。奇怪就奇怪在这儿。当然,在催眠状态下,您在我看来似乎是一种与其他事物不同的东西,但同时也属于其他事务中的一种,正如餐桌和扶手椅一样。[……]您再也不是掌握所发生一切事情的主人,您也成了我。甚至连您自己也看不太懂了。从此,我有了一种奇怪的感觉:"它物"是存在的,它让我自己存在着,我也让它存在着。我感到我不再仅仅对我自己负责,也对其他事物负责。①

---

① 列翁·切尔托克,伊莎贝尔·斯腾格斯和迪迪埃·吉尔,《异教徒回忆录》,第231页。

被催眠者之所以有依附于事物的存在感,且他观察到催眠者变成了与其他事物不同的事物,是因为被催眠者自己也变成了一种事物,不再是一个"我"。这没有什么好奇怪的,可以根据位置和处境的概念推导出来,而这两个概念也蕴含在支配之中。世界是事物的世界,也因此是"地方的世界",位置和位置之间相互关联,位置上的事物和事物之间也相互关联。因此,不再有什么"主体"。[①] 同样,可支配的状态不是指一种主观性(subjective)的处境,更不是一种客观性(objective)的处境。在异相醒觉的状态下,我们已经超越了这些术语。我们只是清醒着,进入纯粹的存在,即所谓"存在的零度"(degré zéro de l'existence);我们存在于一个力量场(champ de forces)中,这个场尚未被打开,依然是收缩的,处在团块状态(l'état de masses),不同的混沌之间相互联系。这已不属于心理学范畴,而属于物理学范畴[②];就是

---

① 雅克丽娜·卡罗雅(Jacqueline Carroy)的书是有关催眠历史的参考书宝库,她取名为《催眠、暗示与心理学——主体是怎样被发明出来的》(Hypnose, *suggestion et psychologie*,法国大学出版社,1991 年)。催眠与心理学有关,这已经够悲惨的了。但随后,催眠又与主体的发明联系在一起。这下就没路可走了。也只能这样,因为在我们的文化中,主体的降临就像一座高峰,爬上去就下不来了。对我们来说,这是无法改变的事实。于是,我们走上一条与催眠相反的路,大家甚至不会去质疑它的方向,更无法理解。

② 雅克丽娜·卡罗雅认为,柏格森(Bergson)为了解释催眠,先参照了固体力学,又参照了流体力学(《催眠、暗示与心理学——主体是怎样被发明出来的》,第 211 页)。

一些物体(corps)①同一些物体相联系,它们也通过这些联系得以界定;正如一些行星根据物理学基本原理相互吸引,又相互排斥。这只是些存在物,当然还不属于人类,甚至可能还算不上生物,因为生物天生可以自治(autonomie),会忘掉自己曾经的依附行为。但在此,自律与"他律"(hétéronomie)相比并不算是注定的。在参与(participation)的宇宙中,至多有一些角色需要去扮演,说是"人"也行吧。不过那只是些单纯的面具,没有思想,没有情感,没有感觉;它们天生只会运动,那是因为它们各自的位置点(site)相互参照。任何个体的存在都是为了能让其他个体存在,而其他个体的存在又是为了前者的存在。某位诗人向另一位诗人介绍经验,写了一页纸,我们怀疑他在谈什么内容:

> 每天早晨,当一个人醒来,而他的记忆没有同时被唤醒;或者在一整天的步行中,精神还不错,身体却渐渐处在有节奏的非运动状态(desport② rythmique)。在这些情况下,会有一个解决方法,以保持状态的连续性;那就是建立一种"开放的"催眠状态,即一种纯粹又相当特别的易感(réceptivité)的状态。我们的言语行为(langage)所起的作用与其说是表达,还不如说是标记(signe);偶发的词语跃升到精神的表层,一个连续句子的重复和萦绕形成了一个诅咒的特殊状态,最

---

① 这个词在法语中也有"身体"、"肉体"的意思。——译注
② 该术语似乎是作者生造出来的。——译注

终会使意识凝固;然而,与外部事物相比,我们内心的镜子陷入了几乎是物质性的"敏感"状态。外部事物的阴影直接投射到我们的想象力上,从而使想象力的虹膜(iridescence)变色。好,我们正式开始谈谈。[……]诗人并非通过在词语中寻寻觅觅而发现自己的表达方式;相反,他们置身于静默无言的状态,让自然和敏感状态穿过身体,那是一种收放自如的状态。世界和诗人自身相互发现。①

在这种情况下,思想、情感、感觉都会出现,他们也的确出现了,但是附加在生命的背景上的;它们处在另一个层面(不妨回顾一下贝特森,即第二种学习)。它们告诉了我们什么呢？如果一直处在此种状态,我们善于倾听,它们会被动地向我们指出我们不在自己的地方上,也不在正确的位置上;也会实证地向我们指出,这个场所富含可能性相当大,我们碰到的特点,(正如贝亚特丽丝所说的)完全是"从充沛中出现的生产"。人类的特权就是可以从自己的地方走出,然后再回去,既有点神奇,又有些过分。当他们一处于普遍清醒状态,他们的全部存在对于什么东西被感知为"其他"这个问题就产生了一致或分歧。因此,只好作出双重选择——一方面强化一致,另一方面对分歧置之不理,任凭生命自我发挥。对于这一点,我们不需要动脑筋,费感情,用知觉;这些东西

①　保罗·克洛岱尔(Paul Claudel)为兰波(Rimbaud)的《诗选》(*Choix de poèmes*,伽里玛出版社,1960 年)所作的序言。

并不充沛,但一直在繁殖,它们使我们远离生命。生命摆脱了一切特征,让我们能接近精确的思想,正确的情感,朴实的知觉。

我们必须面对一个悖论:人类的生命既然可以和其他物体一样重归物理界,那么它又是如何带来这些选择的? 如果我们逼着自己不去承认自由究竟为何物,不去相信人类的终极目标在于精神与自然的分离或对自然进行掌控,这一悖论将一直存在。如果最后一种选择因为偶然,只能被总结为"复制我们在世上的地方",那么会怎样? 如果说人类精神的最高尊严就是自我忘却,任凭某件已经被我们经历,却又刻意忽略的事情所吞没,那么又会怎样? 人类受到存在的局限,不过是个存在之物(existant),既是特殊个性的终极发展,也是对大千世界的广泛参与。总之,是精神的胜利。

让我们重新回到物理领域。这样能指引我们去反思"催眠者—被催眠者"之间关系的一些特点。但如果我们仅满足于将这些特点与从各个领域输入的一些特点相比较,我们就无法作出反思。比如,切尔托克曾说,"不要在催眠分析(hypnoanalyses)中观察负面移情(transfert négatif)"。他对此很担忧,也很真诚地思索着,这是否揭示了"该技巧的一个内在弱点"。[1] 但真的没有什么好自寻烦恼的,原因很简单:之所以负面移情没有在催眠治疗中遇见,是因为正面移情(transfert positif)在催眠治

---

① 列翁·切尔托克,伊莎贝尔·斯滕格斯和迪迪埃·吉尔,《异教徒回忆录》,第 267 页。

疗中亦不存在。以下仍然是贝亚特丽丝对他的回答：

> 我总觉得我的分析师在等待着我的反应。我们搞不清楚，但这使我害怕依赖于她（分析师），就像依赖一位凶狠（贪婪）的母亲一样。当然，这是我个人的原因，而分析师将其放大，并使我深陷其中。这就像是另一种交流的复杂变化。有时我很生气，尤其是当我觉得您没有干好您的本职工作，而我们则被迫要接受智力的评价。但我也不会把您看作施虐者。您提出要求，我也有选择权，我的生活也没怎么受牵连。

催眠治疗师可以"不干好本职工作"，而变得夸夸其谈，任凭患者展开想象或情绪，却无济于事；或是作出不合时宜的暗示，也不考虑病人当时的特殊情况，等等。而确切地说，这些缺点都很特别。实际上，在选择面前，他应当建议并刺激被催眠者作出某些反应，以便他们能够在自己世界中占据一席之地。所以，他根本不是永久可塑的臣民，也无须成为强烈情感（affects）或像信徒一般等待的对象，正如弗洛依德谈到移情时所说的那样；他没什么理由看着移情变成爱。因为使他感兴趣的不是情感，而是患者在环境中的趋向（orientation，按这个词在物理学上的意思理解）。

切尔托克俏皮地引用了一段雅宁娜·夏斯盖-斯米尔格尔（Janine Chasseguet-Smirguel）在谈及精神分析领域中的关系时所作的描述："在一位患者身上花去多年的时间，对他的一切言语表达给予同样的关注，对他的梦境、知觉、情感的任何微小细节给予同样的关注,也就是说,对一切无关紧要的(当然,在充满爱意的母亲或情侣眼中并非如此)东西给予同样的关注。"[1]在这种情况下,负面移情事实上还有一席之地,因为没有什么比爱意满满的母亲或情侣更让人有压迫感。当我们召唤爱的时候,恨也在逼近,此乃宿命。所以,切尔托克根本无须因在催眠治疗中碰不上负面移情而自寻烦恼,因为如果我们对言语表达、梦境的细节、情感和知觉特别在意,那么患者很可能会把这些东西考虑进来,背负起来,而一开始就不加区别,不作取舍。当然,他们可能不会纠结、抱怨几年,而会摆脱开,或视其为无关紧要。这些东西充其量只能算是改变位置的迹象,根本不是需要加以保护和强化的主体性特征。

这位女性精神分析师属于心理学界的一员(她是否代表厚重的无意识,无关紧要),心理学通过一个心灵(psyché)和另一个心灵的关系而构建并发展。如果说治疗过程没有以一种比较人性的关系为核心,我们是否应该对移情加以重视?催眠治疗师们也随大流,认为谈谈情感联系(lien affectif)或共感(empathie)对于向患者解释催眠是有好处的。[2] 但有必要再说一遍,

---

① 列翁·切尔托克,伊莎贝尔·斯滕格斯和迪迪埃·吉尔,《异教徒回忆录》,第253页。

② 在这个故事中,我们不知道谁是开山祖师。当伯恩海姆希望把催眠简单归结为"暗示性疗法"(suggestibilté)时,他完全陷入心理学中,弗洛依德让他裹足不前。利用爱和性吸引力的主题来解释催眠状态滥觞于麦斯麦以及"委员报告"(rapport des Commissaires)。这是证明弗洛依德只是在追随催眠传统的又一个证据,因为他喜欢谈论爱情和目的层面的性压抑,并在《大众心理学》里谈移情。但由于上述语境的存在,现在的催眠治疗师们觉得自己是被迫在谈论人性关系(relation humaine),他们没有领会要义。

这样做就是把过程和终点混为一谈。一种关系对于引导患者进入催眠状态是必须的,但这并不意味着应该用这种关系来定义这种状态。在全面醒觉中,我们不再处于同某个人的关系中,而是处在生命的最初状态,其中的个人身份(statut personnel)被加上了引号。

即使催眠在我们的文化中一直被心理学打败,但它并不属于心理,而是属于物理学领域——从另外一个侧面也能证明。变化的关键在于诠释。通过解释,精神分析寻求提供意义(signification),努力找回丢失的意思(sens),并将意义同一些话语或动作相结合,因为这些话语或动作尚未得到意思。精神分析想成为一门科学,就要为所有刚才还看起来很神秘的东西找到原因。这就是弗洛依德企图对梦境、口误、风趣话和症状做的事。催眠治疗与这种关切恰好相反。它不需要加入新的意义,不需要发现遗漏的意义,也不需要解释一些模糊或未知的机制。这完全是两码事。催眠满足于让现存的意思进入,让被催眠者体会到这种意思和趋向,只要我们沉下心来去体会即可。意思就是体验本身,没有什么应该加入的。

第五章

行 动

如果说催眠实践能撼动所有决定我们行为的坐标系统,并能够代替根本的改变,也就是说,催眠实践可以追溯到人类汲取力量的源泉,那么为何催眠无法在岁月的流逝中表现出某种特别的效果?使受限醒觉和全面醒觉相互妥协是不够的。可支配的状态也要起作用。从今以后,这两种醒觉状态应该彼此消融,也没必要知道谁管辖谁,谁命令谁,谁呼气,谁吸气。温文尔雅的动作会变成休息,那是最高级的意识(conscience),也是一种精心保持的无意识状态(inconscience)。醒觉本身希望重回一种睡眠状态,因为无论是在有意识状态,还是在无意识状态,表现出的能力(pouvoir)都是一致的——在夜里能做梦,在白天能幻想或具象化建构(configurer)外部世界。

为了获得想要的结果,全面醒觉必须被归纳为最简单的表达方式,蜷缩成最初的要素,目的是要让受限醒觉视之为己出,也将其看作自身的随意运转不可或缺的条件。受限醒觉不应该再不停地被全面醒觉挤压，后者指责前者目光短浅，兴趣狭隘。全面醒觉也不应该再嘲笑受限醒觉，而应该为它服务。

为何催眠实践声称自己能够转变为生活的艺术？我们的文化自愿认可催眠，观察其在抚平伤痛，克服恐怖（phobie）或舒缓焦虑中的作用。而催眠已经成为了一种行动的方式，很难加以构思。然而，如果我们能够怀疑：做梦、想象和建构世界的能力通过全面醒觉在构成动作之前的各种基本特征来定义，构思出来也并非不可能。特征可以归纳为三种：存在、成形（prendre corps）、任其存在（laisser exister）。"存在"就是支持力量的生命，"成形"就是这种存在自我表现出来的东西，"任其存在"是相互性的形式，也是包含在"成形"中的关系的形式。

1. 存　在

想弄清楚我们在谈什么，以及什么东西最关键，就应该重新回到原点。从受限醒觉状态进入全面醒觉状态的前提是，前者存在，并有可能找到。由于我们总是忽略它的内涵，所以应当听听别人说了什么。言下之意是，别人已经有经验了，他已经传达出来了某些东西，通过这个中间人，我们又被自己拉拉扯扯。同样的提醒也适用于其他的学习领域，但在这里这个问题又有特殊意义，因为这里说的经验既不可交流，在本质上又是理性的。之所以说经验不可交流，是因为做梦和建构世界的力量属于个人，他人无法介入。之所以说经验的本质是理性，是因为我们与世界的关系处在不断地更新与重建之中,经验被这种更新与重建所围绕。经验的传递应当同被传递的东西相适应,即考虑到这种二重性。

引路人尽管不可缺少,却在行动上受到了限制。他也只能表现出正在体验以另一种方式存在于世界上的样子。然而,经验在环境中意味着什么呢? 意味着加入他者(participation à l'autre)。催眠治疗师既不是教师,也不是简单的观察者。他包含了他者,因为他介入了;也就是说,他与那个想根据支配规则(modalité)来入门的人产生了关联,规则也接纳了这个人的全部,没有歧视,没有偏见,没有特殊目的。因为,归根结底,入门只会引起参与、分享或分摊,而不是引发增长,无论是自身的增长,还是技能(savoir-faire)的增长。作为引路人的固定角色随着时间的推移渐渐淡化,事实上就是在"学习'解构学习'"(apprendre à désapprendre)。在此,应该有一位能驱使我们前进的大师,他能把我们带到一个他熟悉的地点(lieu),那也是他的栖身之所,他也从那里汲取奇特的力量,而这个力量本身缺乏其他力量。在不知道被引路人何时或怎样能找到自己的路,也不知道这条路有多远多难的情况下,引路人可加以引导。或许,催眠治疗师免不了要提建议,前提是自己要有空,或者无力开创合适的道路。想要成功,他就必须一无所有;在参与过程中,他自己也要像初学者一样受引导。

当我们有了体验一下的念头,就会采取以下形式来实施。按要求集中注意力似乎是个逐级递减的过程,似乎我们倾向于全面醒觉,被我们想象成自己的根基(base)。这没什么奇怪的,如果我们承认,在全面醒觉状态下有可能呈现各种状态的受限醒觉,无论这可能性是作为前提还是作为预料的地点;或者说,在全面醒觉的背景下,受限醒觉慢慢呈现。但是,既然我们习惯于按受限醒觉的原则,生活在白天,这种递减常给人的感觉是螺旋式(forage)的;如果不反复努力是不会完成的,因为受限醒觉那坚固的外层不会轻易让位于最初的企图。然而,随着一次又一次的治疗,会慢慢出现一片迟钝的区域,作为根基(fondement)而存在,到此时还鲜为人知。其实,早在人出生的时候,它就已经有了,只不过通过体验而被揭开了面纱;从这一点上说,它是被建构起来的。所以,如果逐级递减或螺旋式递减一直持续,那些深信不疑的人将得到一片新的空间。

但这片空间是什么东西做的? 说实话,没有任何东西,就是一片空的空间。还有呢? 没有什么详细的,没有什么确定的,也没有什么能抓得住的。为什么? 这就是抛弃受限醒觉所带来的效果,而受限醒觉的特点就是可能得到详细、确定和攫握(préhension)。在逐级递减或螺旋式递减过程中,我们已经丢卒保车,把那些让我们一直操心和担忧的东西统统丢掉,那还剩下什么呢? 然而,我们这些"没有行李的旅客"却依然存在着。剩下来的东西也就是这个了。我们拥有的最宝贵的东西,或许也是最可疑的东西——存在(l'existence)。

如果我们让一个没有经过长时间异相醒觉训练的人发自内心地说:"我存在,我只是我的存在(je suis seulement mon existence)",而他也能自如地说出口,那可以肯定的是,这些都是空话;而这些话是否过分,是否不该说,还没有考虑到。因为被压缩到这样一种思想、情感和行动的虚无状态中是同我们所有的日常习惯相背离的;把自己吊死在这些怪诞的话语上,或因此而失去自己的标识,不啻于对自己施暴。

相反,在另一些个案中,不可能说出这样的话来。有一个人,被要求去重复这句话,但他却固执地加以拒绝。这样做的前提是,他要有肉体。可是他真的没有。他小时候怀疑母亲的死,因为周围的人向他隐瞒了母亲的死;从此他就变得"强大到要支配一切"(dans sa toute puissance)。他把这种谎言视为自己的能力,从那天开始,为了维持这"不死"的谎言,他构建了一个以自己为绝对主宰的体系。他作为核心,控制周围的一切,判定善与恶,毫无分寸地去裁决,去惩罚。他自己就是上帝,纯粹而永恒的灵魂。假如当年母亲的死亡对他而言已经发生了,他在世世代代的交替中只能算是个"相对的生命存在"(être relatif),许许多多生命当中的一个,而这可能是无法容忍的。获得个体特殊的存在(existence particulière)会从他身上夺走他苦心营造的好处。他没有妄想(délirer),甚至还比较好地融入了社会,但那又都只是表象。事实上,他是一个超然世外的生物,他成功地否定了死亡,因此也否定了具有象征意义的一切生命。对他来说,将自己浓缩在纯粹的存在中是一种无法克服的考验。

很难说这句话是在宣称什么,抑或根本不可能?事实上,有一系列的操作需要注意区分。但由于受限醒觉十分特殊,"存在"的意思会尽可能地接近中性。在受限醒觉中,所有的"确定"都起作用;但随着它的远离,"不确定"走到了极致。因此,存在的价值变得最无意义,但变成了一件"东西"(une chose);但相反,这种东西又变得很有价值,以致于带有一些神秘色彩,这就是"物"(la Chose)。① 然而,为了使这种中性的存在能在经验中出现,以便我们能接近它的力量与可能性,有必要首先认真地考虑一下,是否存在具备各种形式的确定性。换言之,当我使用最平庸的表达方式"我存在",我试着不去做过多的分析,这样任何什么意思都能往这上面靠。也就是说,当我把自己置于"可支配性/自由"(disponibilité)的顶端,我就假设自己已经穿越了自身的一切存在,于是我依附于存在,什么都没有错过。

然而,这似乎才是不可饶恕的,也是闻所未闻的,甚至是滑稽可笑的。在生活中,我会在好与坏,让我高兴的与让我不高兴的,快乐与痛苦,成功与失败,以及善与恶之间作出选择。我会支持一些,而不会支持另一些。大写的"存在"(l'Existence)是不存在的,只有那种极其具体的存在。但愿没人来跟我说一切都好,一切都能接受,一切都应该被考虑,被承担,一切都不应该被蔑视,被厌恶,被遗忘,被排除。但这些都发生了。

没错,都发生了,但只是在我们想要的时候发生。所谓"都是我的"只不过是某个决定的结果。目前而言,重要的不是知道

---

① 我们知道这个术语在康德那里的重要性,而在黑格尔、以及距今不远的海德格尔那里,该术语更重要。

你们不想要,而是去衡量一下,做这个决定时所处的环境如何。我依附于我的存在,无论是过去的,还是现在的,我把存在所有的特征、环境、遭遇(rencontre)都归并到了一起——一句话,所有的"确定"。但是,站在全局的角度说"确定",我就无法分辨出其中的任何一个,我通过同样的视角或关系将它们吸收(absorber)。① 我的存在又变成了一种简单的存在,于是只能被确定为"属于我的"。吊诡的是,这也就意味着我的存在不再是作为我自己的而吸引我自己;因为假如我的存在是我自己的,我就该以同样的形式依附于它。

这种吊诡的理由在于我的存在首先不是我自己的,从这个意义上说,我的存在是接收的(reçu)。我可以将我的存在献给自己,这是第二步的事情。这一步在治疗中至关重要,而在生活中是自然而然的。之所以我想在适合我与不适合我的东西之间作选择,之所以我回答"是"的时候总参和进了界限与限制,是因为我不愿意存在被施加在我身上。我在强加于我的事物面前止步不前,勃然大怒,就像孩子们想象自己换了父母,或是想象自己生活在另一个时代、环境之中时所表现出的行为一样。借口不去接受存在本来的状态,选择的意愿或隐秘的愿望就被隐藏起来了。我们并非这样才乐于去改变、重做或替代生活的一部

---

① 在此可能要用弗洛伊德的表达方式来表述分析者的注意力:eben-schwebende Aufmerksamkeit(同等流动着的注意力),即一种为随时发生的任何事做好准备的注意力,但又不特别关注任何一件事,而是对出现的所有事情保持相同的关注。弗洛伊德已经从针对治疗师们的研究中提炼出这个观点了吗?

分,而是因为我们必须支持自己成为生活的根源。

　　当我们思考,为何异相醒觉令人害怕,脑子里首先想到的答案是,异相醒觉让我们失去(或可能失去)对思想、感情、动作的控制。于是,我们坚持留在受限醒觉中,这样我们似乎就是自己的主人了。但这种回答无法让我们看见一种更加根深蒂固的忧虑。失去习惯上的标识,相对于强加在我们身上,必须被接受的存在而言,不过是个小损失;况且这个存在冲动、平庸又无意义(insignifiances),现在如此,以后恐怕也一样。由于害怕异相醒觉,应该将对于这种存在的害怕(peur de telle existence),以及对于一切存在的害怕(peur de l'existence)理解为接收的,或者简单理解为害怕存在(peur d'exister),也就是说,时刻都要面对赠与物的命令(impératif)。很多西方人在对存在的恐惧中得到了乐趣,这不妨可以解释为:某人将未实现的奢望说成痛苦的修辞技巧。至于对死亡的恐惧,我们非常清楚,它实际上是指对生活中已经得到的东西的恐惧,抑或是对由不可预知或创新所带来的威胁的恐惧。这样一来,我们就倾向于停留在恐惧和死亡面前,这样可以避免任何新奇(nouveauté)。毫无疑问,这些理念散发着道德主义(moralisme)的遗臭! 人们总是固执地重复犯错。

　　在这一点上,受限醒觉和全面醒觉混为一谈,这也是此种描述先前的目标。这两种清醒状态不过是同一现实的两面:在包含所有的确定性之时,存在就处于受限醒觉的那一面;在包含所有的潜在之时,存在就处于全面醒觉的那一面。而这又与日常生活有关,因为如果我们排斥那些已经实现的潜在事物,新的潜在就不可能出现。此外,当我们的力量忙于拒绝强加于己的东西,我们就无力去有效地面对未来。我们没有在表象面前止步不前,而是将生活的动作与行为据为己有,这样做看似明智,实则平庸,也没什么意思;没有什么方法能避免这样的行为。此外,这种明智不仅不值得一提,还耗费不小——要不然我们也不会再谈这个话题了。

这种明智也知道要现实一点。害怕的反面是信任。这是一种特殊的信任,无法深入,只能随着自身的发展逐渐退出,但其功效在任何时候都是毋庸置疑的。假如,刚开始的时候,我们信任催眠治疗师本人,他似乎至关重要。但要补充的一点是,他从出生之时起就已经过时了。理由如下——如果说我的存在于我而言只是次要的,因为那是给予我的,另一个存在或许也会把事情办好。这种断言可以接受检验,假如我能设想一下,可以将另一种存在据为己有。简单而通俗地表述为:站在他者的位置上。然而,这是治疗师无法避免的。他只有摆脱自身的存在,完全而仔细地将他人的存在据为己有,否则无法开始工作。如果是这样的话,患者不需要去相信或信任未来,到那时,自己不会被欺骗,因为他的说话对象已经同自己一起被存在所牵连,也一起被牵连进了存在中。正如我们所见,这不是移情(empathie)或同情(sympathie)的问题,更不是爱的问题。在预料的过程中,各种存在变得可以相互交换。治疗师将他者的存在担在自己肩上,目的是改变存在,这样做只是因为治疗师已经对存在有了预料。患者也想去改变,但还没做好准备。追求改变的欲望含混,如果治疗师没有站在欲望所处的准确地点，则此处可能成为冲突的源头，但也是进行治疗必不可少的起点。

对于某些人而言，在接近经验之前，会有自己的隐私被侵犯的感觉。他们想保留最私人的东西，只要没有任何东西因此被动摇。或许会有侵犯的可能，前提是侵犯取代患者的自由，而逼着自己去说目前还不能说的话，或去做目前还不能做的事。把他者的存在背在自己肩上，首先是不做任何改变，不去改变他的痛苦、抱怨或梦想。

以上不改变的原则，既不要一味忍耐，也不要无中生有，即便是在患者无言语也无动作的情况下。在对话的每个瞬间，在自己的地方，患者用自己的力量、极限和缄默作出反应。如果今日这存在并非如此具体、特殊，也就无须去背书（endossier）。因此，治疗师全面而彻底地屈服，不停地放弃自己的改变计划（projet de modification）。也许，这仍然构成侵犯，因为治疗师是患者的倒影，而患者没有自我：前者承担了后者尚不具有的东西。之所以算是侵犯，是因为治疗师尊重作为整体的存在，而这存在的一部分已经失去。

因此，有必要信任治疗师，因为在治疗师消失的时候，信任就起作用了。患者也可以信任自己，这是同样的道理，尽管意思完全相反。但这是怎样一种特殊的信任呢？某人可以自己信任自己——当他从开始生活的时候就自力更生，他可以骄傲；当他天生具备生命的力量，以及羡煞神仙的乐观精神，他便可以横冲直撞；当他会为自己找理由而使自己百毒不侵的时候，他便是瞎了眼了。然而，所有这些形式的信任都与异相醒觉蕴含的信任相悖，因为前一些信任是运气或努力带来的，它们的产生得益于个体或周遭环境的重复性行为，而后一些信任是"无为"（non-agir）所进行的非间断性学习（l'apprentissage ininterrompu）的必然结果。

相同的矛盾表达到底是什么意思呢？如果我们小心区分"进入路径"（voie d'accès）和术语本身，这样的表达就不算矛盾。按照术语本身，"无为"是一个能接纳一切的空洞，也是一条可以面对一切偶发事件、在一切现实考虑面前做好准备的凹曲线（courbe concave）。这是一种普遍性的等待，向多个方向敞开怀抱，也是一个覆盖了我们同世界之间各种关系的问号，一种放之四海而皆准的省略。但在清醒状态下，由于我们不停地在"动"（se mouvoir）和"做"（entreprendre），"无为"是反天性的；而如果"无为"存在的话，它似乎只能披上懒惰、无视、优柔寡断的外衣。在这里没有任何一种形容词是合适的，因为通往"无为"的道路是一个漫长而耐心的过程。"无为"需要我们听见四周的声音，区分出声音的无穷复杂性，还要感受到各种不同形式的音调。我们可以采用目前已经察觉到并认为掌握了的方式来摆脱外界（se défaire）。我们放弃了双眼、双耳、双手的习惯，以便于自己能够更精确地领会现实。这就是"无为"的目标，它使我们重拾信任，因为如果不依靠生命（êtres）、物体（choses）、事件（événements）和事实（faits），"无为"无法使自己变得干干净净，也就无法实现。

然而,属于全面醒觉的无为也与受限醒觉密切相关。"无为"是向着"有为"(agir)敞开的时刻。根据现实的可能性,以及其与世界上全部有效关系(rapports effectifs)的关系,"无为"为"有为"做准备。如果"无为"已经实现,则"有为"将要破茧而出;并非有多么神奇,而是必然结果。处在无为之中应当等待。"书法之道(对于其他行为也是如此)在于留出空白,任其变动。"①

　　与我们法兰西文化相比,别的文化是不觉得在这样一种视角下活动有多少困难的。于是,中国的画家们习惯于引用下面一个故事:

　　　　宋国的元王子(Prince Yuan)准备让人画一幅图,一大批文人毛遂自荐;拜见王子之后,他们立刻忙着研墨、润笔。而另一个文人来得晚了点,却依然不慌不忙;同王子打过招呼后,他就告退了。王子派人去打探他在做什么,回来禀报说,那文人舒舒服服地宽衣解带,然后静坐着,无所事事。得知这个消息之后,王子大叫:"就叫此人来画,他才是懂行之人!"②

――――――――――――

　　① 李文烈(Yi Munyol),《金翅鸟》(*L'oiseau aux ailes d'or*),南方行动出版社(Actes Sud),1990 年,第 42 页。
　　② 引自皮埃尔·李克曼对石涛《苦瓜和尚画语录》(*Les propos sur la peinture du moine Citrouille-amère*)的评论,同上,第 123 页。他也在前文中引用了老子的话:"为学日益,为道日损,损之又损,以至于无为。无为而无不为。取天下常以无事,及其有事,不足以取天下。"

但对于我们而言,问题还在于:在一段漫长的忍耐之后,如何才能达到无为?"莫愁"(l'insouciance)如何才能成为担忧(souci)的结果?"祛除意愿的意愿"(la volonté de ne pas vouloir)如何成为"无意愿"(non-vouloir)? 意识集中于一个目标(哪怕是负面的)是否既可以增长,同时又使自己被忘却? 一句话,如何放任自己,达到无所事事(désoeuvrement)的目标? 这需要拒绝对某件特殊事物或人的关注,不要对任何计划迟疑,任凭一切想法、情感和心情被忘却。于是,产生了虚空,即一片自由而空洞的空间,正如我们谈论房屋时所说的,一片可供支配的地点。但只有当我们一直使这空间、这地点、这场域不被东西填满,它们才得以虚空。只有当意志将所有可能建议它去有所作为的东西排除在外,它才能成为"无意志"(la non-volonté)。也正因为意识给自己提出的所有目标(objets)服从于"无私"(désintérêt),它才能成为"无意识"(l'inconscience)。我们之所以能感受到虚空,是因为我们采用的是受限醒觉的视角,而后者已经知道它的力量是被给予它的,它能够帮助虚空变得更深邃。①

---

① 克洛德·拉尔(Claude Larre)在评价老子的《道德经》(*Tao Te King*, *Le Livre de la voie et de la vertu* 德克雷·布鲁维尔(Desclee de Brouwer)出版社,1977 年,第 30 页)的时候作了如下的解释:"对于'虚'(vide),除了简单的'无'(rien)或'虚无'(néant)的意思之外还要有别的理解。应当从一个"给定的普遍"(donné général)出发(那是一种忙于自我动摇的意识),走入一种包罗万象的漩涡中。如果说'虚'什么都不是,那么经历'无'则是什么都没有经历,或者说经历了一种真正的虚无,连意识本身都将被摧毁。虽然在东方神秘主义中确实如此,但在老子那里又并非如此。《道德经》是一本现实主义且正面的书,其中的抒情和肯定的成分毋庸置疑。[……]对'虚'的经历显示出两个方面的（**转下页注**）

因为,从普遍清醒的角度看,这种虚空可以被视为一种"充实"。"为了世间和谐,永不应该缺少虚空,在任何地方都不该缺少。"①即便是一片空地,它已经具备潜力向一切愿意出现的事物开放;这是潜在的,但站在潜力的角度看却是现实的。从这个意义上说,虚空是依照行动原则确立的。虚空通过预料来组织其构成成分,但又和这些成分有区别,成为了后者的源泉。它使行动新颖,可靠,舒服,准确。在充满可能性的语境下,虚空展开行动;由于语境非常广阔,所以行动很有效。我们的行动之所以总是搞不清对象,不够严谨,又没有活力,错就错在受限醒觉强加在我们身上的各种限制;当受限醒觉即将产生的时候,我们就已将其隔离了。

在此阶段,全面醒觉无意超越受限醒觉,而它非常需要后者。二者还会继续相互协作,交替领先。举个手艺人学手艺的例子。一个学徒在初学阶段不断被各种细节上的注意压得喘不过气,很难协调自己的动作:因为他不得不考虑身体的移动、器材的位置;考虑按需要维持不同的压力;考虑按一定次序组织好一系列动作,而他们必须清楚地回忆出次序;还要考虑不断检验

(接上页注)特点。'虚'似乎是一个孕育生命的场所,无形,也不可见;它似乎又是一个主持者(animateur),是每个生命体内展现出来的首个单位,以保证与其他生命体相衔接,并与自然本身相连贯。[……]宇宙的每一部分都被激活,这架机器被千千万万气息所穿透,就像是非常纤细的间质性组织联接了一切存在。"

① 亨利·米修(Henri Michaux),《墨戏——赵无极的轨迹》(*Jeux d'encre, Trajet de Zao Wou-Ki*),L'échoppe 和书友书屋(L'échoppe et la maison des amis des livres),1993 年,第 45 页。

动作的效果,并进行校正。在受限醒觉的层面,一切都要从他身上经过。非连续性的注意力疲劳由此产生,但这种疲劳也从不会陷入事务的自发性或本能性之中无法自拔。逐渐地,学徒会把改变某种材料的考量托付给全面醒觉,后者可以在一瞬间扫一眼就感知到不同的事物之间、人和事物之间,以及目的和过程之间的关系。但直到他掌握了手艺,甚至在掌握了手艺之后,都免不了退后三思,想一想自发性,还有他工作的环境和过程。因为,即便他是一位真正的手艺人,也永远不能肯定出自他手的东西是最好的。然而,在他手艺的巅峰阶段,受限醒觉又不再是一种阻碍,因为它受全面醒觉的指引。而后者又会不停地吸收受限醒觉的明晰和挑剔,借以使制造过程变得更自如,使产品变得更优美。

有人通过受限醒觉的扩展来推迟到达全面醒觉的阶段,这样做究竟有什么好处? 我们的手艺人似乎也没考虑到。可能我们的叙述也不够,因为我们的文化没有帮上忙。学徒考虑他正在做什么的时候,参考的是他接受的培训以及师傅的指令。他不可能不试着去好好做,因此,他同自己的工作之间维持着一定的距离,这距离或多或少地令人感到不安。相反,他的师傅全身心地投入到制作中去。如果说他在受限醒觉之中保留了一部分的“自我”,那总是为了让他开始做的作品更加完美。他不是自己看自己,也不是退回去自我欣赏。他的双手和双眼就在物体上。现在尝试着通过受限醒觉在全面醒觉状态下站稳脚跟之所以有用,是因为后者能让我们遇见并准备好让动作更完美。

一位日本的木工来到美国传授技艺，讲述了他所依赖的这种文化传统：

> 我曾经做过一个"障子"（shouji，一扇小的带帘子的门）。我当时对作品所展现的方式不太满意。作品一做好，我就把它毁了。假如我当时还是个"職人"（shokunin），这种行径恐怕是不允许的。按照手艺人的态度，恐怕是不会有这种举动的；社会性的意识（la conscience sociale）会要求我将作品保存下来，即便我个人对它很不满意。这意味着，每锯一次，每剪一刀，甚至每一片刨花都生死攸关。对于手艺人来说，必须高度集中注意力，因为作品的每一笔、每一面都是永久的。[①]

举一个东方人的例子好像是打断了我们思维的脉络。刚才是王子和文人们的故事，现在又是木工的提醒。"職人"（匠人）这个词在我们的语言中不太容易翻译，因为除了有工匠所具备的灵巧技艺之外，这个词还包含了一种"社会性的意识和态度"，即一种特殊的精神集中状态，常见于中国的作家或画家身上，以及日本射箭手和武士身上；他们借助器物，即人工制造或天然出

---

① 大馆俊雄（Toshio Odate），《日本的木工技艺：传统，精神与用途》（*Japanese Woodworking : Their Trading, Spirit and Use*），陶顿出版社（The Taunton Press），1984年，第 VII 页。

产的物品，使他们的对象、自身所处的社会乃至环绕在他们周围的宇宙彼此发生联系。而现在，当我们神话般地回忆起往昔的那些伙计们，或者那些在教堂里创作却不署名的雕刻工们，我们对这些联系会表现出怀疑。这就是为什么我们很难理解异相醒觉的含义，它会向我们介绍这种存在于世界的方式。我们被诱惑，想把这一切投入到道德和宗教的混合空间里，仅仅是因为，在个人主义和技术文明的影响下，我们已经成为了这些关系的局外人。

现在，我们如何才能明白，最深邃隐秘的体验就是对世界的体验，即对熟悉的人或物的体验，以及这些人和物的存在所蕴涵的一切东西；这些东西吸引我们越来越接近以求助于整个社会，而社会又和中国人所说的"天地"不可分割。在上一章结尾，我们看到艾瑞克森通过画同心圆的方式来改变一位女性的存在，这些圆圈一个比一个大，让人想起生活的各种形式。在他那里，这是一种平常的实践①，但在技术性的词汇表中使用"重新取景"（recardage）来命名这种实践是不够的。进行催眠治疗，事实上就是最大限度地激发集中的状态，并将其扩展到它能承受的极限。

这是一种具体的、细致的、技术性的操作，不属于宗教范畴，

---

① 参阅《我的声音将陪伴你——弥尔顿·艾瑞克森自述》（*Ma voix t'accompagnera*, *Milton Erickson raconte*）一书中卡特琳（Katleen）的案例，由西德尼·罗森（Sydney Rosen）编撰并评述，人与团体出版社（Hommes et groupes），巴黎，1986 年，第 85—92 页。

即便不能排除某些宗教也在这个领域内；此术仅仅满足于在仅属于人类的多维度的现实中重新确定人的位置。因为这才是天然的宝地，人从沮丧的煎熬中走出来，必须重新在此立足。不可能让患者接受心理学的治疗，因为后者仅限于分析梦境和幻觉。假如催眠疗法，或者说，grégorétherapie（即"唤醒疗法"）仅满足于以自己特有的方式重新开启我们的文化所偏爱的方向和进程，它就不会有什么大出息。如果催眠疗法能成为少有的几种开辟通向"宇宙论"（la cosmologie，传统上是这么称呼的）道路的方法，它就会有出息；也就是说，宇宙论能使我们重新获得存在于世的方法，只有利用此方法才能平复我们的焦虑，解开让我们胸闷的心结。这又如何成为可能呢？

2. 成　形

那个无法说出"我存在"的人给出了理由：他处在不可能具有"形体"（corps）的境地。具有"形体"，一方面是用沉甸甸的确定，去克服焦虑或克服被压缩为特定存在的恐惧，另一方面是检验一下已经屈服于死亡的生命。也就是进入各方面强加在我们身上的关系（le relationnel）中，同时进入无法自行确立的相对（le relatif）中。对此人而言，这样做会产生危险，敢于让自己的言语通过身体也是产生危险的原因。

我们已经明白，所有催眠的实践者都知道在他们提供的疗法中大部分的独特性源于一点考量——那就是不能把我们仅仅作为一种孤立的心理(psychisme)①来做事,而是将身体唤醒,好好利用身体所体验、揭示、表现、泄露的。身体的语言是最珍贵的,事实如此,因为他的习惯是说真话,至少比言语欺骗的少一些。但这或许还不是最重要的。首要的是,身体的语言颠倒了心理治疗的正常过程。通常,心理治疗是将外部或从外部而来的一切简化为"内心理"(intrapsychique)现象,加以分析,并分别组合;而现在是要让想象、思想或情感"成形"。②

然而,对于一位西方人而言,一切都更加肯定。因为,成形的前提是我们不再可以摆脱某个动作,这个动作能考虑到非常多的决定我们生活的参数。这个西方人同样无法在自己的身体里想像自己,也拒绝在自己蔑视的环境中出生和成长。这个人非常清楚地策划着他应该做的事情,却没有能力实施他的计划。下面是许多人之间的一段典型对话:

——试着好好把您自己安顿好,集中精神。
——(很长一段时间之后)我无法集中精神。

---

① 一段时间以前,我参加了一个相当高规格的研讨会,会上大家为"弗洛依德曾关注身体"这个观点作辩护。证据是,歇斯底里症患者的身体忍受了痛苦,却被赋予选择的权利,而这又加剧了他的主体化(subjectivation)。这是一种有意义的双重判断。一方面,我们没有把兴趣放在活灵活现的身体上,而是对几近病态的身体感兴趣;另一方面,之所以身体会让我们不去关注,是因为身体会让人成为主体。这同催眠治疗所倡导的完全背道而驰——因为说到主体,就会让人想到身体;主体只有在"获得身体"(亦有"成形"的意思,见下一个注释。——译注)的情况下才存在。

② Prendre corps,字面上会联想到"获得身体"。——译注

199

——集中精神就像是在肩膀上慢慢抹上油，然后往胳膊上抹，放松。

——我深陷于无休止的坠落。

——如果感觉不是特别不舒服的话，试着让这种坠落继续吧。

——但却停不下来了。

——还是等等吧，如果还能坚持的话。

——已经停止了。

——能把您一直担心的问题再说一遍么？

——怎么说呢？

——考虑一下是什么阻止您实现计划的。

——太沉重了。

——假如计划已经实现，您可以回顾一下经历的各个阶段。

——这个倒简单。

——您能否想像一下由身体来实现的一切，比如说，您的手、脚、脸都做了什么？通过步行来跑腿办事之类的。

——我可以动动脑子，很简单地想像出来，但我不相信这是真的。无论如何，我都不相信身体能做得到。

——您的计划在自己的身体中可以成形么？

——充满艰难险阻，你争我夺。事实上，这已经成为我身体里的画面，这画面也是为了身体而存在；由于身体的抵抗，我不再能将这画面想像出来。

　　这就是一切在头脑中并经由头脑可以想象的，也是在身体中或经由身体却无法想象的。为何？首先应当注意的是，这种二元对立只在我们文化特有的语境下才有意义。但这并不是不重视它的理由，而是从中提取最大意义的理由。头脑之所以可以自如地实现一个计划，是因为头脑感觉不到物的抵抗或人的敌意，也是因为头脑将思想和欲望围绕在自己周围转圈，不会遇上任何对立或反对。即使身体可以成为自己能支配的身体，在想像或情感模式下，身体却不是这样。身体凭借它的份量和空间界限，也拜它的对话者和反对者所赐，已经扎根在了世界里。由于身体既反映了我们自身最隐秘的东西，也扎根在世界里而不断被打上标记，它在我们的目标以及目标的有效实现之间扮演了衔接者的角色。我们完全可以这样说：在我的身体里，当我让我的计划通过的时候，计划就已经成形了，因此也已遇到了不可避免的延迟。一个成形的计划只会自我设计，变得具体。所以，只需要参照一下身体，就不会察觉不到我们行为的不稳定特征，或我们在行为的道路上将会遇到的障碍。

　　然而，是什么使异相醒觉成为此类经验多发的环境？我们已经知道，异相醒觉使我们能接近建构世界的力量，让我们在极度退缩的状态中与最难传达的独特性接触，原因在于异相醒觉使对外界的扩展（déploiement）变得可能。身体既作为自治的生命体自我封闭起来，又朝向外部，从它接纳的事物上转回来，并作用在后者身上。它是这种"开放循环"[①]和更为封闭的力量所偏爱的表现方式，因为这种力量对于一切陌生事物的好奇和激情可能维持得更久。精神集中带来的封闭保证了我们向各种兴趣扩展。成形使回归我们生命中的秘密的组成成分成为可能和必须，使赋予我们生命更广阔、更充实的空间也成为可能和必须。

对身体的注意会产生另外一个效应，不妨称之为"非人格化"（impersonnification）。假如有个女人，没有足够地怀疑她体内力量之间的关系，也没有足够地怀疑别人在她脚下设的圈套，她就会成为自发性和口无遮拦的受害者，我会建议她在轻催眠（hypnose légère）状态下做一项练习。一方面，她应该对周围的话语和动作多加注意；另一方面，也应该像精明的商人们在进行艰难的商业谈判之前所做的那样，自己撤到铺子的后面，任由外人交谈、活动。一回到正常的状态，女人马上尖叫："我怎么了，我刚才怎么样了？"这叫声发自内心，也代表了异相催眠的效果之一，比理论分析所揭示的还要清楚。这个女人难以察觉她周围发生的事情，因为她过分专注和执着于目标，没有考虑到周围的状况；急于在自己的道路上凯旋，过分受制于自己的志趣，无论是否合法，最终被自我侵入。

任凭周遭环境栖居在我们体内，并等待她能够观察记录到

---

① 海德格尔语。

的一切被身体消化领会,以便使其能够恰到好处地作出回应。她借此使一些原本行得通的习惯方式不再运转,这些方式一般使所谓的"主体"成为确保权力(pouvoir)和权利(droits)的自治中心。为了使行动变得合适和有效,这个"自我"只能明白适合自己的东西,也只能凭自己的兴趣办事,必须将其置于无害的状态下。自我变成了"人/无人"(personne),按我们的语言中这个词的双重含义,它可以表示"一个人也没有"或"您一个人"。由此带来"失去自我"(se perdre)的感觉,但也伴随着"在情境中为了占据地方和职位而'找到自我'"(se trouver①)。自我并非是由于此而招人恨,而是因为它吞噬了一片无用的空间,既无法使我们真正回归力量之源,也无法将力量付诸行动,有栓塞的危险。

逐渐栖居在身体里,就是慢慢地施行我们所察觉,学习,体验到的一切,就像"第二天性"(seconde nature)那样。由于不断地训练自己适应这种栖居方式,我们又回到了自然之中。就像以下一则中国的寓言故事所揭示的那样:

孔子观于吕梁,悬水三十仞,流沫四十里,鼋鼍鱼鳖之所不能游也。

见一丈夫游之,以为有苦而欲死也。使弟子并流而拯

---

① 该动词在法语中一般理解为"某人或某物处在某个地点",故该句也可理解为"为了占据地方和职位而身处情境中"。——译注

之。数百步而出，被发行歌而游于塘下。

孔子从而问焉，曰："吕梁悬水四十仞，流沫三十里，鼋鼍龟鳖之所不能游，向吾见子蹈之，以为有苦而欲死者，使弟子并流将承子。子出而被发行歌。吾以子为鬼，察子则人也。蹈水有道乎？"

曰："亡，吾无道。吾始乎故，长乎性，成乎命。与齐俱入，与汩偕出，从水之道而不为私焉。此吾所以蹈之也。"

孔子曰："何谓始乎故，长乎性，成乎命也？"曰："吾生于陵而安于陵，故也；长于水而安于水，性也；不知吾所以然而然，命也。"[①]

假如我们严格按字面来理解这个故事，它会影响我们之中那些进行体力练习的人。但我们这些白领的思维可能会将这些文字简单理解为密集训练的辩护词，因为练习能让我们变得有效和灵活。这的确很有益处。之所以"我自己什么事都不做"，是因为"我把自己置身于漩涡之中"，我没有抵挡得住它的暴力，我已经吸收了他的力量。我的自我已经融入了水流之中，以至于我完全投入其中，在一切强加于己的事物中找到了行动的自由。"我也不知道为什么是这样的"，因为只是已经进入我的体内，不再有所谓的"知道的人"和"要被知道的事"，二者已经融为

---

① 列子，《冲虚真经》(*Le vrai classique du vide parfait*)，伽里玛出版社，理念书系(Idées)，1961 年，第 77—78 页。

一体。游泳者不再可能通过思想去远离他正在做的事情。他给人的印象是已经学会了,而与之近似的是,他不在意是否已经学会,从某种意义上说,他什么都还没有学会;因为他自己放空,他的行动变得非常简单。[①]

那些不做运动的人也许认为这种节目会与自己无关,然而,异相醒觉可以教他们在步行时训练专注。很清楚,通常当我们活动的时候,我们的心也在别处,脱离了我们的身体。孩子在迈出生命中最初的几步时会小心翼翼,而我们以同样小心翼翼的方式重新学习走路,这不仅是一种自我放松的方式,也是一种清空烦恼的方式。这让我们重新发现了我们并不缺少的土地,而这片土地又使我们有可能在运动中感到愉悦。狄德罗(Diderot)早就说过:"最初的一致会随着需要和习惯的作用而改变和完善。我们很少走路,很少干活,想得太多,以致于即使人类最后只剩下一颗脑袋,我也不会绝望。"[②]尼采先是引用了福楼拜的话:"我们只能坐着思考和写作",接着又补充到:"我支持你,虚无主义者! 瞧,屁股上灌了铅了。典型的"以罪反灵"(le péché contre l'esprit)! 只有边走边思考,才有价值。"在别处,他又写道:"尽量别坐着,别相信任何思想,因为在思考中肌肉可不

---

① "于是,对我而言,到处只剩'放空自己';你抽出剑,用双臂去控制,更可贵的是,连'虚空'的理念都消失了。""在这样一种绝对的虚空中诞生了纯粹动作(l'acte pur),如花朵般绽放。"(赫立格尔,《骑士射箭术中的禅》(*Le zen dans l'art chevaleresque du tir à l'arc*),第 99 页)。

② 《达朗贝尔的梦》(*Rêve de d'Alembert*),七星书系(Bibliothèque de la Pléiade),伽里玛出版社,第 899 页。

太情愿。"①

尼采的结论不容置疑,那些瘫在床上度过大部分光阴的人也不会反对。在同一页上,他写道:

> "处在运动中"的形式消灭了思考出来的形式,后者的特点是综合。为何?因为思考出来的形式不会再让我想去做事。而形式的运动会变成我的运动,动得越多,我越有存在感,越想拥有。之后,我就完全不同了。我侵入了我的身体(我运动和放松的中枢)。我的身体通常离我的脑袋有点远。现在我觉得它挺刺激的,像通了电一样。我感觉它就像一匹狂奔的野马,而且已经人马合一了。我被运动所占有,运动着的形式全速向我袭来,而且富有节奏感,我变得很紧张。这节奏指挥着我写作,有时一连多少页纸。这节奏越是来源于符号(某天多达近五千个),这些符号就越是生动。②

通过聊聊数行文字,所有的联系都交织在一起了:形式的运动,对身体的入侵,由"他们"变成的"我",节奏,符号的倍增,生命。为思想奠基的,或曰"发明出思想的",乃是不断扩展的运

动,它富于节奏感,我也参与其中。一开始没有那个逐步发现世界的"我",或者说,那个通过焦虑来创造世界的"我"。"我运动"的世界,"我身体"的世界,"我拥有"的世界,"我所在"的世界,都是次要的;它由降临在我身上的各种形式所创造,而非由我事先想出来,组合起来的各种形式所创造;在这个世界里,自我企图自行投射(se projeter),以逃离自身,似乎它以前曾成功地自行投射过。但我们的世界并未被摧毁,也没有消失在无法分辨的混沌之中。大多数时候,我都躺在床上,期待着,"降临在我身上的形式越多,我的存在维持得就越久"。

把自我、意识或认知的主体(sujet connaissant)放在参照物的位置上,让我们不得不通过对照的模式来考量其他一切经验。因为自我已不再是中心,由此我们得到的结论是,自我已经消逝/晕厥(s'évanouir)。不太可能有其他替代品,除了整个"他者"(Autre)中的神秘事物、海洋生物和融合物(fusion)。恐惧如堡垒,装满了道理、规矩和确定,假如自我能逃离,也只会走向告别恐惧;而这样一来,局外人(l'étranger)也可能无法被辨别出来。但这样的一种解决方法是不需要的。在这里,别的经验是最熟悉、最寻常的,属于血肉之躯里的东西。因此,想出去是不可能了。每个人依旧是中心,但条件是处在网络的交叉点,且要通过他们能看得到、听得见、摸得着的别的存在物,或通过那些看不清、听不清,位置有点远的存在物。如果没有人间的声音或光芒,他就不再是自己幻觉中的中心了。

想要真正考虑一些事情,或者说,考虑存在的事情,同时用词语、形式和声音将言语表达出来,就不应该迷失在混沌之中,更不该借机重新找回暂时受到牵连的力量,而应该在行动中忘掉自己。觉得自己是真实的,是一件做出来的事(un faire)。因此,知识并不和"被认知"的东西相对,不是被思考出来的,也不能自相展现(se présente lui-même);它住下来,花钱投入,大功告成,拥抱庆祝。它不再需要保持距离,也不需要自我防御,因为剥夺是馈赠(le geste①)的补充,越来越多的联系强化了存在,越来越普遍的屈服妥善处理了自由。思想是行动,而不是内在的体验(expérience intérieure)。事实上,思想的前提是个人的情感或印象停止流动。思想怕是不能称作"外部的",因为观察者会确定其轮廓。当然,思维更是内外兼备的,如同身体一样,二者即便有所区别,却从未分离。

有个很好的例子能印证这种完美的结合,这是由庄子带来的一个寓言故事。②

> 庖丁为文惠君解牛,手之所触,肩之所倚,足之所履,膝之所踦,砉然向然,奏刀騞然,莫不中音。合于《桑林》之舞,乃中《经首》之会。

---

①　法语中亦有"姿势"的意思。——译注

②　让·波德里亚在《象征交易和死亡》(L'échange symbolique et la mort)一书中对这个故事进行了评论,伽里玛出版社,1976年,第187—189页。

文惠君曰："嘻，善哉！技盖至此乎？"

庖丁释刀对曰："臣之所好者，道也，进乎技矣。始臣之解牛之时，所见无非牛者。三年之后，未尝见全牛也。方今之时，臣以神遇而不以目视，官知止而神欲行。依乎天理，批大郤，导大窾，因其固然，技经肯綮之未尝，而况大軱乎！良庖岁更刀，割也；族庖月更刀，折也。今臣之刀十九年矣，所解数千牛矣，而刀刃若新发于硎。彼节者有间，而刀刃者无厚；以无厚入有间，恢恢乎其于游刃必有余地矣，是以十九年而刀刃若新发于硎。虽然，每至于族，吾见其难为，怵然为戒，视为止，行为迟。动刀甚微，謋然已解，如土委地。提刀而立，为之四顾，为之踌躇满志，善刀而藏之。"

文惠君曰："善哉！吾闻庖丁之言，得养生焉。"

谈及这个故事①，毕来德(J. F. Billeter)揭示了在中华文化的传统中，要达成的目标与其说是最终结果，不如说是完美过程；他也提到了克莱斯特(Kleist)的反例。他是这样总结短篇小说《论木偶剧》(Du théâtre de marionnettes)的主题的："人已经丧失了与自身和世界的直接关系，而落入深思熟虑的意识所构成的支离破碎的关系中。同时，人也丧失了对自己身体的掌控，以及掌控身

---

① 毕来德(J. F. Billeter)，《中国书写艺术》(L'art chinois de l'écriture)，阿尔伯特·斯基拉艺术出版社(Editions d'art Albert Skira)，日内瓦，1989年，第270页。这本书不仅是对中国书法的奢华介绍，也试图让西方读者进入中国文化的广阔天地。正是这本书的作者提醒我关注催眠经历与中国文化之间可能的关联。

体所带来的优雅"。① 这是我们整个文化所颂扬的观点,而浪漫主义者对此深感绝望。相关的反思可能伴随着无药可救的痛苦,不可能有别的出路:要么一举一动像只熊,它可是不可战胜的剑客,能分清楚真刀真枪和声东击西;要么就只有当上帝。但问题不在于此,不在于放弃思考,而是将思考重新引向事物。这样又产生了一个精神状态方面的伦理问题(question de morale)②,是什么呢?

3. 任之存在

观察现象或理解现象的技术,似乎只需要智力上的努力,当然,兴趣或激情也会有益地为其增光添彩。但是,要进入"事物的运作"过程中,也就是说,要让事物在其运转过程中自我呈现,不能一边走进它们,一边征服那些需要投降的事物,因为我们只能了解它们在自我防卫过程中的表象,却不能了解它们身上不能言说却相伴而行的秘密。我们没有自发地充满尊敬,说实话,

---

① 以下是李克曼对石涛《苦瓜和尚画语录》的评论,同上,第113—114页:"当文惠君的庖丁用这种极其灵巧的方法解剖牛的时候,他不再需要用眼睛去看,因为他'事先'已经在头脑中与牛会面了。思想的角色正是实现内在的精神集中,后者'先于'对象出现,于是手就无须试着与牛接触,牛可是很犟的哟——相反,精神的集中一上来就找对了路,而且它事先就认得路,不费吹灰之力,这要归功于他那先于动作的精神眼力(vision de l'esprit)。"(文中的两处引号为笔者所加。)

② 此处 morale 取狭义,与"态度"(attitude)相近。

我们也没有对尊敬产生过怀疑，但我们又受限于此。如果我们希望事物向我们敞开心扉，希望现实允许我们猜测其表达方式，希望这个男人或女人能让其特点被隐约看见，就应当踮起脚尖，悄悄靠近。中国画家偏爱非常极淡的墨，非浓而夺目，却很寻常的那种淡墨，因其目的可能不在于再现自己的力量；制造这种墨可能就是为了与世界的节制谦逊相呼应，苍白、阴影和窃窃私语不可能吓到人。①

在这个故事里，之所以要把精神状态考虑进来，并不是在制定一些普遍的行为规则，也不是在规定什么是善，什么是恶，允许做什么，禁止做什么；方向（sens）没有错，但是外部要求内部作出改变，以此作为交换的条件。事物说，"如果您想不见我，也不碰我，而是紧跟我生活的步伐和气息，就应当放下身段，同时又要孔武有力"；这也就是为何我建议您去练习异相醒觉和精神集中的原因，通过这些方法，您全部的思索／反射（réflexion）会遍布全身，乐于在此烟消云散，而疲于将皮囊填满。于是，您就准备好了与他人分享世界，也为世界和您分享的东西做好了准备。最终，这种特殊的精神状态是一种知觉（perception）的形式，知觉只能通过一种技术实现②，与治愈疾病非常相似。

有一位朋友对我说："某人之所以高傲自大，并非由于他缺乏知觉。"这没错，因为即使我们有好眼睛、好耳朵，甚至是好鼻

---

① 石涛，《苦瓜和尚画语录》，第121—122页。
② 关于所有这些，参见《中庸》（*Zhong Yong ou La régulation ordinaire*）。

子,不会把牛当作马,能捕捉旋律中的细微差别,能区分红酒汁和焦糖布丁,我们仍然会高傲自大。但第一个论述是错误的,因为自大者是那种看不见自己对别人产生刺激的人,他听不见别人在用话外有音的方式谈论此事,也弄不懂别人悄悄的手势是何意思,更感觉不到他和别人的关系相当坏。总之,他没有任凭自己周围的事物或生物存在着。当然,这两种知觉类型之间有差别①:第一种包含一个根本没有蕴含在知觉对象(le perçu)之中的观察者,第二种则假设了一种与知觉对象(l'objet perçu)之间持久而有变化的交换关系。还有另一种假设:高傲自大者察觉到了自身行为带来的所有危害,但无力去改变。

在此情况下,能说他的态度是知觉上的缺陷么? 也是,如果

---

① 毕来德在《中国书写艺术》,第 274—275 页引用诺瓦利斯(Novalis)的话:"正是在这场游戏[指感觉]中,人才真正意识到自己的天性和自由,他感到逃出了深邃的睡眠,回归人世,回归自我,看到自己的内部世界清晰起来。当他在不使游戏为难的前提下能够感受和思考,并让官能(sens)能够用在实处,他就达到了某种完美的境界。《知觉的两种秩序》(Les deux ordres de perception)一书发展了这一观点:外部世界变得透明,内部世界变得多样,变得有意义;于是人处于这两个世界之间,通过内心感受(l'expérience intime)体会到了最完美的自由和最强烈的力量感。

"很自然,人试图长期保持这种状态,并根据自己的整体印象来理解这种状态;很自然,他也乐此不疲地寻求将内外两个世界珠联璧合;很自然,他企图发现两个世界的规律,以及它们各自的同情与反感。我们把所有让我们感动的事物称作'自然'/'天性'(nature),以至于自然/天性与我们身体的某些部分维持了一种直接的关系,我们称这些部分为'官能'(sens)。我们身体所包含的一些不为人知或神秘的关系会让我们猜测一些自然界中的不为人知或神秘的关系;自然就是美妙的社群,我们的身体将我们引入此地;只要自然的组织和能力允许,我们也能探索此地。"

说他的行为都是第二种知觉类型过去的缺陷在当下产生的恶果的话。好像应该总结一下了，没有两种完全不一样的知觉方式，但所有形式的知觉都处在两种极端情况：一是知觉主体（le percevant）完全没有被知觉对象所影响（无任何互动），二是知觉主体完全包含在被知觉对象中（最大的互动）。或许，这两种极端情况在现实中总是存在的。一方面，科学主义者、理性主义者、唯物主义者有意识，头脑清楚；但当他们进行创造性工作的时候，正如其在异相醒觉时那样，会毕恭毕敬地期待将要来临的事物。另一方面，亨利·米修①在药物的作用下，进入了险些迷失自我的奇幻世界，但他依然毫不动摇地停留在观察者的位置，不偏不倚。第一种的知觉模式受到一定的限制，只需要器官/手段（organes）就能运作，也就是说，只需要工具（instruments），而第二种知觉模式需要具有身体。

第二种知觉模式被赋予所有的人类；如果没有它，确切来说的知觉，也就是第一种模式里的知觉，就会在虚空中被切分。它是被赋予的，但又经常被遗忘，因此需要求助于合适的技术方可使其原封不动地再次出现。因为，意思不是从外部带来的，甚至不需要我们去发现。我们习惯于在我们的生活中寻找意思，那

---

① 皮埃尔·帕谢认为亨利·米修是最亚洲化的法国作家："我想说，他不仅访问了那个大陆（《一个野蛮人在亚洲》（*Un Barbare en Asie*）），而且对'个人性'的两个维度也十分敏感：一是个人性切分出形式；二是在形式背后还藏着连续介质（le milieu continu），透过形式上的偶发事件显示出持续性（permanence），存在的本质是没有被切分的，而经验受到精度（rigueur）和执念（obstention）的驱使，最终会走向存在的本质。"（《逐个》，第 24—25 页）

些神话性的叙述或宗教性的说辞就是出于此目的而被创造出来的。对于生命的无意义（non-signification），好歹也应该有所应对。英雄和先知们为了各民族的幸运与不幸而担负起责任。异相醒觉的建议，既异常朴实，又异常艰难——进入人、事物和世界的意思（sens）当中，抓住它们固有的方向，置身于它们已经所处的轨道上。于是，意思不是增几分、减几分优雅或天赋的附加意义（signification ajoutée），而是需要接受和采纳的一个方向（orientation①）。既然已身在其中，我们便无须言说。

这两种知觉类型可能会与许多方法相结合。实验派催眠师对此很感兴趣，抑或乐此不疲。由于他们的参照场所（lieu de référence）是所谓的正常意识（conscience normale）和毗连意志（volonté attenante），他们会惊讶于如"分离"（dissociations）之类的现象。② 在一间房子里，一个人可能觉得自己处在这间房子之外的另一个地点；再比如，在话语的暗示下消解的痛苦，同时又因自动写作（l'écriture automatique③）而显现④；又比如，一种诱发的听觉丧失却违背一些观念运动迹象（signes idéomoteurs）。但这只是一种精神极度集中的负面表征。知觉没有注意力是不行的。

---

① "意思（sens）"一词在法语中兼有"方向"的意思。——译注
② 这个术语可以参见让·果丹（Jean Godin）提出的术语集《新催眠，语汇、原则与方法》（*La nouvelle hypnose*，*Vocabulaire*，*principes et méthode*），阿尔班·米歇尔出版社（Albin Michel），1992 年。
③ 指一种不受意识控制的诗歌写作。——译注
④ 欧内斯特·希尔加德，《分裂的意识：人类思想和行为中的多种控制》，第 135—154 页。

普遍清醒状态下的注意力将我们的身体置于物质局限之外,因为我们的身体可能被搬移(transposé)到另一个身体里去,这种注意力也会自如地利用以另外一种方式感受到的痛苦来分割我们,并会通过一块我们想烧掉的卡片来灼伤我们,还可以在尖锐的石头上行走而不留任何痕迹。所有这一切与第一类型知觉相背离,所以对于受限醒觉而言总是很奇怪的。但对于集中注意力来说可不是这么回事。注意力集中时可以对外界的击打保持克制,可以在外科手术之后使血液流动消失;既然如此,为什么不呢?因为不想让别人看清楚火刑的痕迹。这种灵活性的训练为能在其他环境下全面地进入行动的在场(présence à l'acte)而做准备。

意志所不能得到的和无法抓住的,似乎在无意志、无意识、虚空和无为的状态下被赐予。但除此之外还应该避免弄错。之所以需要如此大的耐心和辛苦才能开始体会到这种无意志和无意识,是因为它们都相当诡计多端,也因为舒展而又灵活的无意志自身却需要一种不可动摇的意志,还因为无意识自身也蕴含着既模糊又清晰的意识。某些催眠治疗师想通过欲擒故纵来总结经验,而这只不过是一个小小的开始。为了让生物或事物逐渐运动起来,平淡无奇的"无意愿"(non-vouloir)和"无企图"(non-intention)应该刺穿一切。① 换句话说,分离或许能在止痛

---

① "无意志的意志"(volonté de non-volonté)可以称为"虚空",这是物理上的参照物。"无企图的企图"(intention de non-intention)是智力或感情上的。"剥夺"(dépouillement)则是道德层面上的。通过这些表达可以反思并概括一下整个人类。

的实践中派上大用场,但对于异相醒觉而言却是消极的一个侧面。另一个侧面是,为了能全面宣泄而将个人的所有构成要素联系在一起。

分离还有另外一个意思——他把我们的印象或情感同引发印象或情感的东西相互分开。按照佛教徒的方式,我们可以任由印象和情感随波逐流,不留恋,不流连。因此出现了两个层面的存在——一层是我们被爱或恨、乐或悲感染,另一层是我们对感受到的东西无动于衷,任其云淡风轻。通过这种分离的形式,我们试着将既成事实简化为应该存在的东西,不被偏见或情感所束缚,因为只有既成事实在我们的行动中才有用。通过这种方式任凭各种既成事实存在下去,受限醒觉和全面醒觉可以合作了。

我们是不是处在道德层面呢?是的,但那是一种很有用的道德,也许不会对我们说任何关于行动内在价值的东西,只会让我们在处理自己事情的时候保持头脑清醒。这难道属于宗教范畴么?因为在宗教里总是必须毫不在乎地认命。但这应该是一种很乏味的宗教,没有神祇,没有信仰;因为异相醒觉的技术通过服从于现实,只定下一个目标,即获得确实的(tangible)结果。

关于情感和印象,分离的形式还有别种。我们可以不去否定情感和印象,而像个老饕一样对其垂涎三尺,因为我们和它们之间保持了一段距离:对某人怀恨,因为他活该;在精心谋划的复仇中找到快乐;如果我们有爱好,就会得到爱;何乐而不为?这个解决方案是不是不道德呢?异相醒觉日复一日,而离开它,获得自由,实在很可贵。从内在的角度看,不存在某种本身"好"的行动,或另一种本身"坏"的行动;因为善与恶可能会根据地点、环境、时间等要素互换位置。[1] 因此,异相醒觉不会将道德观念加在这些要素上,它迫不及待,只是为了考量事物的运作,抑或事物运作的最佳状态,这使我们可以发现位置的千变万化。

然而,有时候分离是不可能的。当痛苦降临,难以想象从孩提时代起就难以忍受的哀伤与痛苦无关,难以抹去的抛弃亦与痛苦无关;此时异相醒觉在技术上的策略就会走相反的路。找到力量,找到穿越与栖居的自由,头脑清晰、意志坚定地找到不可忍受、不可磨灭的,并不是为了从中脱身;恰恰相反,是为了浸润于其中,使在痛苦中得到的真相像得到珍贵果实一样被表达出来,没有失去任何东西。因此,已经给我们沉重打击的冰冷命运重新获得更加人性的面孔,葬礼上的泪水也会逐渐洗去伤痛。这是因为异相醒觉没有将任何东西排除在现存事物之外,也是因为异相醒觉的存在就是为了将被忍受的一切引入内部,以重新确立一种同外界环境相关的关系。此外,技术也与美德联手,而美德规劝人们去接受,并在任何环境下心甘情愿地做事,哪怕很不走运。这恐怕是一种救人于水火的道德,但又很接地气。

为什么要怀疑这种创造更美好生活的技能接近于道德或宗教,因而感到尴尬呢? 当然,如果这种技术源于科学,并建

---

① "美即丑,丑亦即美"(Fair is foul, and foul is fair),《麦克白》(*Macbeth*),第一幕,第一场。当然,这是几个女巫在说话。

立在对客观事物的分析（analyse）之上，也就是将其分解（décomposition），抑或建立在人工地重构客观事物上；为了让生活维持一定的人性化，有必要在这种混合物中加入道德要求（impératifs moraux），甚至是宗教信仰。舒适而优秀的技术能启发我们的智慧，给我们带来温暖，也会把我们迅速带到五湖四海的朋友们身边；但如果我们想在没有太多损失的前提下从中受益的话，为何不以另一种顺序（ordre）来认识这种技术，也就是说，不给道德或宗教方面的问题以唯一答案，并以所在环境（无论远近）中最恰当的方式低调地试着去摆正自己的位置？

假设在可支配性当中包含着期待（attente），这种期待也不属于宗教范畴。实际上，期待不是预设了信念（foi）或信仰（croyance）的希望。期待属于技术范畴，因为只要它能够正确实施，其效果就能立刻被验证，不会错过。没有例外：某人既然已经成功地处于同等可支配（égale disponibilité）的状态，就会发现或看见，在问题解决或开始解决之后的瞬间，自己被表现（manifester）了出来。暂时无须求助于更高等的力量，尽管我们需要被这种力量的光芒照耀。我们的期待之所以没有结果，是由于它尚未达到无为、虚静和平淡，这种平淡将我们置于事物的流程中，并让我们参与进来。然而，要使这些无为、无意志、虚静和无意图（non-intentionalité）变得可靠，就需要工作、耐心、学习、策略、手段；总之，手上总要掌握些技术。高度稀释的中国水墨并非不信神，它只不过无视一切在实践中不需要回答的问题；它无法有信仰，只玩自己能观察到的。想去做的就立刻实施。

一种奇怪的颠倒出现了——催眠技术和道德之间迫不及待地接近,但总是需要分开,于是某些人想创立一种催眠疗法的伦理。有这个必要么? 那些好的辞典也不区分伦理与道德。伦理的作用旨在摆脱传统道德的束缚,提倡一些更好地适应某个人或某学科的态度或规则,至少按今日的潮流是这样。但包含在技术中的要求不足以定义我们的行为规则吗? 想把伦理强加于催眠治疗的行为证明我们还没有对其运作的规律习以为常,我们也还没有任凭规律存在,且规律没有成为思考的对象。

那么我们还要问,催眠治疗的目标和目的是什么? 可以用一个表述来回答——回应我们接待的那个人的需求,使其能改变自己与世界的关系。但这一套表述究竟是什么意思呢? 它以两方面的相互尊重为前提:一方面,将个人的特殊性考虑进来;另一方面,也要考虑到个人活动所处环境(无论远近)的限制。不禁还要问,这两套表述究竟又隐含了什么意思?

首先,如何才能让这种特殊性浮出水面? 作为催眠治疗师,我们必须自己进入异相醒觉状态,正如我们多次强调的,这样才可以接受患者的全部存在,直到承担他的存在,但仅靠集中注意力也是不够的。我们必须与老师们教的那些步骤一刀两断,以便能够因地制宜,根据患者自身特点及其所处的时点创造出最独特的步骤。无论是诱导法,深度(或非深度)迷狂法,还是对抗拒或缄默的处置,通向变化的途径,抑或日常生活中的另一种融入,我们都必须忘记以往所学的东西,这样才能想象出更合适的方式,并以更超脱和自如的姿态参与对话,以便让每位来找我们的患者能通过自己方式开始行动。

其次,如何将此人活动的环境(无论远近)考虑进来?他向我们叙述的,从最粗线条的故事梗概到行为和反应的最私密细节,我们都应当在异相醒觉的语境下去接纳和理解,这样才能将这些信息重塑并串联,我们的催眠对象才能重新找回自己(se retrouver①)。当某些中国人没有丧失对传统的兴趣,即使他们会把家安在新式的公寓或别墅中,也会请来"风水师"告诉他们如何最好地分配房间,以及如何摆放家具,尤其是床。某人就坐,垂手摘脚,在家庭或周遭环境中选择位置,追溯过往,展望将来,回忆有利或不利的地点,在工作或社会中立足……他的所有方式,我们都予以注意,心无旁骛。这一切都充满着意思(sens②),不是需要诠释的意义(signification),而是要去遵循或改变的方向。

于是,无论让大家知道每个人都有其独特性,还是让他回到自身能力或可能性(possibilités)的中心,或者让他走进他在临近世界中的位置,并推而广之,走进他自由活动的广阔天地——这不过是换个角度看问题;我们都要支配足够多的规律、规则和规范,才能不需要诉诸某种伦理。伦理很可能去参照社会所要求的那些陈词滥调,以便在我们面前摆出一副值得尊重的嘴脸,并通过这种方式使我们不去调节自己的行为以适应自身的特点,

---

也不去思考所遇到的阻碍、困难和毛病。

最后，异相醒觉技术的目标是让人能够活在当下，并强化存在感，以便能够竭尽全部可能性，为明天做好准备。对于患者而言的确如此，目的是调动当下一切力量。艾瑞克森这人通常处于滑稽可笑的边缘状态，他自称催眠了一位高尔夫球手，使其"只活在当下，并因此能将全部注意力集中在击球动作上"。在最近的巡回赛中，他只在意每一次击球。当他在第十六洞成功打出了最佳成绩时，并没有注意比分，也不知道自己在打第几洞。① 这个画面反映出将注意力集中在当下会使行动更有效。

站在治疗师的角度同样如此。治疗师几乎无处不在，似乎没什么特别作用，却时刻准备着抓住一切蛛丝马迹来驱动患者的存在；治疗师就像负责把台上的人物们放在灯光下的一位演员。这只是一种"使其-发挥价值"（faire-valoir），或"使其-存在"（faire-exister），他的行为完美地利用了虚空，因此属于与当下有关的伦理范畴。这虚空重塑了一切已习得的技术，为新的创造开辟了途径。

正是在"使其-存在"的状态下，全面醒觉和受限醒觉才不会相互区分，因为经由全面醒觉而来的那个世界在受限醒觉中也

---

① 杰·哈雷（Jay Haley），《禅和治疗的艺术》（Zen and the Art of Therapy），载于《家庭治疗网络工作者》（*Family Therapy Networker*），1994 年，1—2 月号，第56 页。作者又补充道："他只意识到当时那一刻，而没有意识到情境。"当然，这两个词并非对立。如果说高尔夫球手只意识到当时那一刻，那么可以说，他同样意识到了完成工作的情境；因为就是在这个情境中，他完成了工作，在别的情境中，不行。

221

不会有障碍。为适应日常生活，受限醒觉也会接受全面醒觉的启发，而不会觉得不适。"使其-存在"已成为存在于身体中的一项条件。我们无须等待来世的良辰吉日，因为我们每天都忙于填满空间的各个维度，抚平时间的波动起伏。对于德国人所说的"泰然任之"（Gelassenheit），即将沉默、冷血和宁静集于一身，我们体会得太少。既非身体的反抗，亦非永恒的回归，只是延续生命，而将找寻自我的顾虑留给死亡。耐心地践行异相醒觉，就是在"长生花园"里慢慢散个步吧。①

---

① 皮埃尔和苏珊娜·兰巴赫（Pierre et Suzanne Rambach），《长生花园——中国、日本的堆石艺术》（*Jardins de longévité*，*L'art des dresseurs de pierres*），阿尔贝·斯基拉艺术出版社（Editions d'art Albert Skira），日内瓦，1987 年。

部分术语和主题索引

Analgésie-anesthésie　[医]痛觉缺失—感觉缺失

Anticipation　预料/预期

Apprentissage　学习

Auto-hypnose　自我催眠

Angoisse　[医]焦虑

Choses　物

Confiance　信任

Confusion　混杂/混沌/大杂烩

Corps　身体/形/物体

Décision　决定

Disposition　支配/情绪,心境/安排(Stimmung)情绪/氛围

Dissociation　分解/分离

Existence　存在

Fadeur　平淡/乏味

Frontalier　边界人

Hallucination　幻觉

Harmonie　和谐

Histoire　进程/过程/故事/历史

Hypnose animale　动物催眠

Hypnotisablité　可催眠性

Imagination　想象力

Inconscient　无意识

Individuation　个性/个性化

Induction hypnotique　[生理]催眠引导

Modification　改变

Monde(manière d'être au)　(存在于)世界(的方式)/环境/领域

Morale　道德/伦理

Mystique　神秘主义

Non-agir　无为

Nourrisson　婴儿/弟子

Neutre　中性位置

Participation　参与

Place(prendre sa)　(占)地方

Préalable　前提条件

Psychanalyse　精神分析(学)

Raison　理智　Folie　疯癫

Rêve　梦

Sagesse　智慧(朴素)

Sommeil paradoxal　异相睡眠

Suggestiblité　暗示感受性

Technique 技巧

Thérapeute (formation du) 治疗师(的培训)

Thérapeute (rôle du) 治疗师(的角色)

Transfert [心]迁移

Vide et plein 虚空与充实

Veille paradoxale 异相醒觉

Veille restreinte 受限醒觉 Veille généralisée 全面醒觉

Vigilance fermée 封闭的醒觉状态 Vigilance ouverte 开放的醒觉状态

Volonté 意志 Non-volonté 无意志

人名索引表

227

GENNART Michèle　热纳尔, 米歇尔

GIACOMETTI Alberto　贾科梅蒂

GIBSON J. J.　吉布森

GODIN Jean　果丹, 让

GOUTAL Michel　古塔尔, 米歇尔

HALEY Jay　哈雷, 杰

HARRÉ Rom　哈瑞, 罗姆

HEGEL G. W. F.　黑格尔

HEIDEGGER Martin　海德格尔, 马丁

HERRIGEL E.　艾利杰尔

HILGARD Ernest R.　希尔加德, 欧内斯特

HITLER　希特勒

HÖLDERLIN　荷德林

HORN RATNER Hilary　霍恩·拉特纳, 希拉里

HULIN Michel　于兰, 米歇尔

JOUEN François　茹昂, 弗朗索瓦

JOUVET Michel　儒韦, 米歇尔

JULLIEN François　朱利安, 弗朗索瓦

KANT Emmanuel　康德, 伊曼努尔

KLEIST Heinrich von　克莱斯特, 海因里希·冯

KRAMARZ P.　克拉马尔斯

KUBIE Lawrence S.　库比, 劳伦斯

LIE TSEU　列子

LAO TSEU　老子

LARRE Claude　拉尔, 克洛德

PROCHIANTZ Alain　普罗希昂茨,阿兰

RAHULA Walpola　罗睺罗,瓦尔朴拉

RAMBACH Pierre et Suzanne　兰巴赫,皮埃尔和苏珊娜

RAUSKY Franklin　罗斯基,富兰克林

RIMBAUD Arthur　兰波,阿蒂尔

ROCHAT Philippe　罗恰特,菲利普

ROSEN Sydney　罗森,西德尼

ROSSI Ernest　罗西,厄内斯特

ROUSSEL Raymond　鲁塞尔,雷蒙

RUSSELL Bertrand　罗素,伯特兰

RYCKMANS Pierre　李克曼,皮埃尔

SCHIPPER Kristofer　施舟人

SCHOTTE Jacques　硕特,雅克

SHITAO　石涛

SPITZER Léo　斯皮泽,列奥

STENGERS Isabelle　斯唐热,伊莎贝拉

STERN Daniel　斯特恩,丹尼尔

STRERI Arlette　斯特里,阿莱特

SWEDENBORG　斯威登堡

TANIZAKI Junichirô　谷崎润一郎

VILLERS de Charles　维莱尔,夏尔·德

WATZLAWICK Paul　瓦兹拉威克,保罗

WEITZENHOFER　韦森豪弗

WITTGENSTEIN Ludwig　维特根斯坦,路德维西

ZHUANGZI　庄子

出版说明

本书引言、第一章和第二章(约 7.4 万字)由浙江工商大学外国语学院法语系赵济鸿翻译。第三章到第五章(约 7.6 万字)由南京财经大学外国语学院法语系孙越翻译。两部分译稿的合稿统稿、部分术语和主题索引及人名索引表的翻译均由赵济鸿完成。

"轻与重"文丛（已出）

图书在版编目(CIP)数据

什么是催眠/（法）弗朗索瓦·鲁斯唐(François Roustang)；赵济鸿、孙越译. --上海：华东师范大学出版社,2017.

（"轻与重"文丛）

ISBN 978 - 7 - 5675 - 6648 - 4

Ⅰ.①什… Ⅱ.①弗…②赵…③孙… Ⅲ.①催眠 Ⅳ.①R749.057

中国版本图书馆 CIP 数据核字(2017)第 168379 号

华东师范大学出版社六点分社

企划人　倪为国

轻与重文丛

什么是催眠

主　　编　姜丹丹　何乏笔
著　　者　（法）弗朗索瓦·鲁斯唐
译　　者　赵济鸿　孙　越
责任编辑　徐海晴
封面设计　姚　荣

出版发行　华东师范大学出版社
社　　址　上海市中山北路 3663 号　邮编　200062
网　　址　www.ecnupress.com.cn
电　　话　021 - 60821666　行政传真　021 - 62572105
客服电话　021 - 62865537
门市(邮购)电话　021 - 62869887
地　　址　上海市中山北路 3663 号华东师范大学校内先锋路口
网　　店　http://hdsdcbs.tmall.com

印刷者　上海中华商务联合印刷有限公司
开　　本　787×1092　1/32
印　　张　9.25
字　　数　150 千字
版　　次　2017 年 9 月第 1 版
印　　次　2017 年 9 月第 1 次
书　　号　ISBN 978 - 7 - 5675 - 6648 - 4/G · 10475
定　　价　58.00 元

出版人　王　焰

（如发现本版图书有印订质量问题,请寄回本社客服中心调换或电话 021 - 62865537 联系）